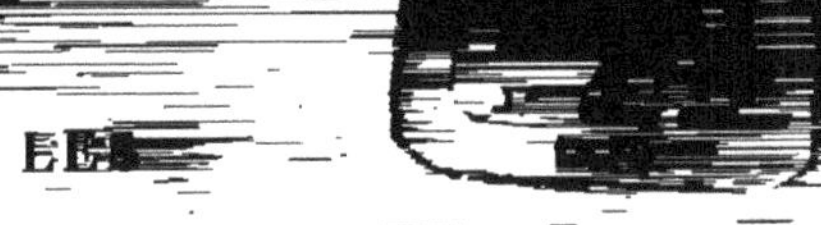

LES

ORGANES GÉNITAUX

DE L'HOMME ET DE LA FEMME

STRUCTURE ET FONCTIONS

FORMES EXTÉRIEURES
RÉGIONS ANATOMIQUES, SITUATION, RAPPORTS ET USAGES

DÉMONTRÉS A L'AIDE

DE PLANCHES COLORIÉES, DÉCOUPÉES ET SUPERPOSÉES
Et de 56 figures intercalées dans le texte

DESSINS D'APRÈS NATURE

PAR

EDOUARD CUYER
LAURÉAT DE L'ÉCOLE DES BEAUX-ARTS

TEXTE

PAR

G. A. KUHFF
DOCTEUR EN MÉDECINE
PRÉPARATEUR AU LABORATOIRE D'ANTHROPOLOGIE DE L'ÉCOLE DES HAUTES ÉTUDES

COMPLÉMENT
DU LIVRE INTITULÉ
LE CORPS HUMAIN
Par Ed. CUYER et G. A. KUHFF

PARIS
LIBRAIRIE J.-B. BAILLIÈRE ET FILS
19, rue Hautefeuille, près du boulevard Saint-Germain

1879

LES

ORGANES GÉNITAUX

DE L'HOMME ET DE LA FEMME

STRUCTURE ET FONCTIONS

DES MÊMES AUTEURS :

LE CORPS HUMAIN

STRUCTURE ET FONCTIONS

Formes extérieures, Régions anatomiques, Situation, Rapports et Usages des Appareils et Organes qui concourent au mécanisme de la vie,

DÉMONTRÉS A L'AIDE DE PLANCHES COLORIÉES, DÉCOUPÉES ET SUPERPOSÉES

Avec une Préface par M. Mathias DUVAL

1 vol. grand in-8 de XVI-314 pages de texte, avec Atlas de 25 planches coloriées.

L'ouvrage complet, cartonné en 2 vol. — 70 fr.

TABLE DES PLANCHES

Pl. I. Le corps humain (vue d'ensemble).
II. Le tronc et la cavité thoracique (face antérieure).
III. Tronc (face postérieure).
IV. Tronc (face latérale).
V. Le tronc et la cavité abdominale (face antérieure).
VI. La tête.
Fig. 1. — *Face antérieure.*
Fig. 2. — *Face postérieure.*
VII. La tête.
Fig. 1. — *Face latérale.*
Fig. 2. — *Base du crâne.*
VIII. Le cou (face antéro-externe).
IX. Le membre thoracique.
Fig. 1. — *Bras.*
Fig. 2. — *Avant-bras.*
X. Le membre thoracique (face postérieure).
Fig. 1. — *Bras.*
Fig. 2. — *Avant-bras.*
XI. Le membre thoracique (face interne, le creux de l'aisselle).
Fig. 1. — *Bras.*
Fig. 2. — *Avant-bras.*
XII. Le membre thoracique (face externe).
Fig. 1. — *Bras.*
Fig. 2. — *Avant-bras.*
XIII. La main.
Fig. 1. — *Os du carpe* (face antérieure).
Fig. 2. — *Os du carpe* (face postérieure).
Fig. 3. — *Main* (face palmaire).
Fig. 4. — *Main* (face dorsale).
XIV. Le membre abdominal (face antérieure).
Fig. 1. — *Cuisse.*
Fig. 2. — *Jambe.*

Pl. XV. Le membre abdominal (face postérieure).
Fig. 1. — *Cuisse.*
Fig. 2. — *Jambe.*
XVI. Le membre abdominal (face interne).
Fig. 1. — *Cuisse.*
Fig. 2. — *Jambe.*
XVII. Le membre abdominal (face externe).
Fig. 1. — *Cuisse.*
Fig. 2. — *Jambe.*
XVIII. Le pied.
Fig. 1. — *Os du tarse* (face supérieure).
Fig. 2. — *Os du tarse* (face inférieure).
Fig. 3. — *Pied* (face dorsale).
Fig. 4. — *Pied* (face plantaire).
XIX. Les vaisseaux et les nerfs (vue d'ensemble).
XX. L'encéphale (face supérieure).
XXI. L'encéphale.
Fig. 1. — *Face latérale.*
Fig. 2. — *Cervelet.*
XXII. L'œil droit (face externe).
XXIII. L'œil droit (face antérieure), les paupières et l'appareil lacrymal.
XXIV. L'appareil auditif.
Fig. 1. — *Oreille externe et oreille moyenne vues par la face externe.*
Fig. 2. — *Oreille externe, oreille moyenne et oreille interne vues par la face antérieure.*
Fig. 3. — *Chaîne des osselets vue par sa face antérieure.*
Fig. 4. — *Chaîne des osselets vue par sa face externe.*
Fig. 5. — *Coupe du limaçon.*
XXV. Les appareils de l'olfaction, du goût et de la voix.

Les Organes génitaux de l'homme et de la femme. Complément du livre intitulé : *Le Corps humain.* 1879, gr. in-8, 56 p., 2 planches coloriées, découpées et superposées (pl. XXVI et XXVII) et 56 figures intercalées dans le texte........ 7 fr. 50

ENVOI FRANCO CONTRE UN MANDAT SUR LA POSTE.

LES ORGANES GÉNITAUX

DE L'HOMME ET DE LA FEMME

STRUCTURE ET FONCTIONS

FORMES EXTÉRIEURES
RÉGIONS ANATOMIQUES, SITUATION, RAPPORTS ET USAGES

DÉMONTRÉS A L'AIDE

DE PLANCHES COLORIÉES, DÉCOUPÉES ET SUPERPOSÉES
Et de 56 figures intercalées dans le texte

DESSINS D'APRÈS NATURE

PAR

ÉDOUARD CUYER

LAURÉAT DE L'ÉCOLE DES BEAUX-ARTS

TEXTE

PAR

G. A. KUHFF

DOCTEUR EN MÉDECINE
PRÉPARATEUR AU LABORATOIRE D'ANTHROPOLOGIE DE L'ÉCOLE DES HAUTES ÉTUDES

COMPLÉMENT
DU LIVRE INTITULÉ
LE CORPS HUMAIN
Par Ed. CUYER et G. A. KUHFF

PARIS
LIBRAIRIE J.-B. BAILLIÈRE ET FILS
19, rue Hautefeuille, près du boulevard Saint-Germain

1879

(911-79. — CORBEIL. Typ. et Stér. de CRÉTÉ.

Les appareils et organes de la circulation, de la digestion, de la respiration, etc., que nous avons étudiés jusqu'à présent (1), concourent, par leur fonctionnement, à entretenir la vie de l'individu.

Les organes génitaux de l'homme et de la femme sont destinés à assurer la reproduction de l'espèce ; nous allons en étudier la structure et les fonctions.

(1) Cuyer et Kuhff, *Le Corps humain, structure et fonctions*. Paris, 1879.

LES ORGANES GÉNITAUX DE L'HOMME

Les organes génitaux de l'homme comprennent :

1° Un appareil sécréteur représenté par deux glandes appelées *testicules*, qui produisent un liquide fécondant, le *sperme*.

2° Des voies que suit le sperme pour s'échapper au dehors ; de chaque testicule part un conduit nommé *canal déférent*, qui se réunit au conduit excréteur d'une des deux *vésicules séminales* pour former l'un des *conduits éjaculateurs*. Ces derniers s'ouvrent dans le *canal de l'urèthre*, que parcourent également le sperme et l'urine au sortir de la vessie.

3° Un appareil adapté à la portion de l'urèthre qui forme avec lui l'organe viril, la *verge*, et capable d'imprimer à cet organe, dans des circonstances données, une rigidité qui favorise l'émission du sperme et son transport dans les organes génitaux de la femme.

I. **Premier plan. — Les testicules et leurs enveloppes.** — Les testicules, au nombre de deux, sont contenus dans une poche à cavité double, appendue au-dessous du pubis entre les deux cuisses, et formée de plusieurs membranes superposées qui forment les *bourses*.

On trouve de dehors en dedans : la peau qui, sous le nom de *scrotum*, constitue une enveloppe commune aux deux testicules ; le *dartos*, la *tunique érythroïde* ou *crémaster*, la *tunique fibreuse*, et enfin la *tunique séreuse* ou *vaginale*, qui recouvrent successivement et isolément chacune des deux glandes.

Le dartos forme deux sacs dont l'adossement sur la ligne médiane constitue la *cloison des dartos*, qui sépare le testicule droit du testicule gauche. Les sacs dartoïques adhèrent à la face profonde de la peau du scrotum, et c'est au retrait des filaments rougeâtres dont ils sont composés qu'est dû le resserrement de la peau du scrotum sous l'influence du froid ou de l'orgasme vénérien. La tunique érythroïde ou muscle crémaster est appliquée sur la tunique fibreuse : elle est formée de fibres musculaires attachées supérieurement soit à l'arcade crurale, soit à l'épine du pubis, et descendant sur le testicule qu'elles embrassent dans leurs anses. La contraction des fibres du crémaster est brusque ; elle a pour résultat d'attirer le testicule en haut et en dehors.

La tunique vaginale forme un sac sans ouverture qui coiffe le testicule de tous les côtés, sauf en dedans. Elle est formée d'une membrane séreuse dans laquelle peut s'accumuler un liquide dont la présence constitue *l'hydrocèle*. La tumeur qui se développe du côté où se fait l'hydropisie devient transparente quand on l'examine dans une chambre obscure, en ayant soin de placer en arrière d'elle une source de lumière. Cette transparence bien constatée, une ponction pratiquée à l'aide d'un trocart donne issue au liquide et fait justice de l'épanchement, pourvu qu'on la fasse suivre de l'injection d'une solution iodée dans la cavité séreuse.

Sur le plan I les bourses ont été divisées de manière à découvrir le testicule (4). Cet organe, primitivement contenu dans la cavité abdominale, franchit le canal inguinal dans les premiers temps de la vie, et ne prend définitivement domicile dans les bourses que plus tard.

Quelquefois il reste définitivement confiné dans l'abdomen ; cet état constitue la *cryptorchidie*. Dans sa descente, il repousse devant lui, en même temps que la paroi abdominale, le péritoine dont il se coiffe et qui forme la tunique vaginale ; on s'explique ainsi la communication qui persiste parfois entre la cavité péritonéale et la cavité de la séreuse du testicule, communication favorable à la production de la hernie inguinale congénitale.

Les testicules sont deux organes de forme ovoïde, dont le grand axe, mesurant environ 6 centimètres, est dirigé obliquement de haut en bas, d'avant en arrière et de dehors en dedans. Celui de gauche descend plus bas que celui de droite, circonstance qui évite le froissement de ces glandes l'une contre l'autre, lors du brusque rapprochement des cuisses.

Leur structure est identique. Chacun d'eux est revêtu d'une membrane fibreuse blanche, la *tunique albuginée*, dont se détachent de nombreuses cloisons très minces qui divisent le tissu propre de la glande en autant de lobules (*fig.* 1).

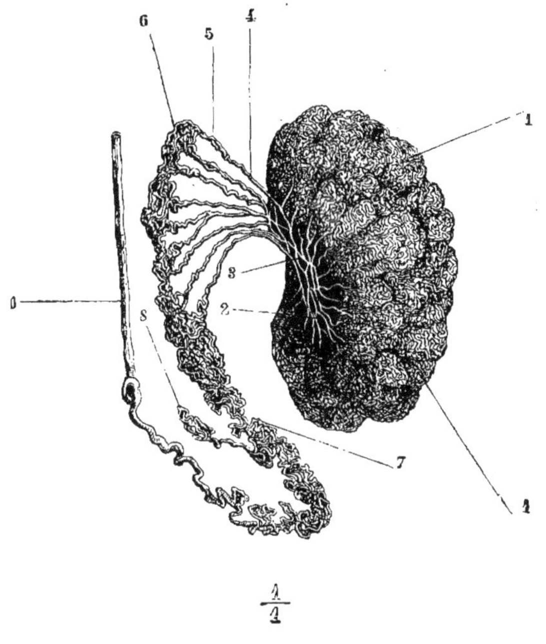

Fig. 1. — Testicule, épididyme et origine du canal déférent.

1. Lobules testiculaires ; 2, canalicules droits ; 3, réseau de Haller ; 4, partie rectiligne des canaux efférents ; 5, partie contournée des mêmes canaux et cônes vasculaires de Haller, 6, tête de l'épididyme ; 7, canal de l'épididyme enroulé ; 8, vaisseau aberrant ; 9, canal déférent. (Beaunis et Bouchard.)

Chaque lobule est formé par un grand nombre de canalicules très fins, s'anastomosant entre eux et repliés un très grand nombre de fois sur eux-mêmes (*canalicules séminifères*).

Sur le bord supérieur du testicule, la tunique albuginée subit un épaississement assez considérable (corps d'Highmore) ; or c'est à ce niveau que les canalicules séminifères, devenus rectilignes, se résument en une vingtaine de canalicules droits qui traversent le corps d'Highmore et, après avoir formé dans son épaisseur un réseau particulier (*réseau vasculaire de Haller*), sortent de la tunique albuginée et se rendent à l'*épididyme* (5).

L'*épididyme* est un appendice du testicule situé sur le bord supérieur de cette glande, qu'il coiffe comme le cimier d'un casque. On lui recon-

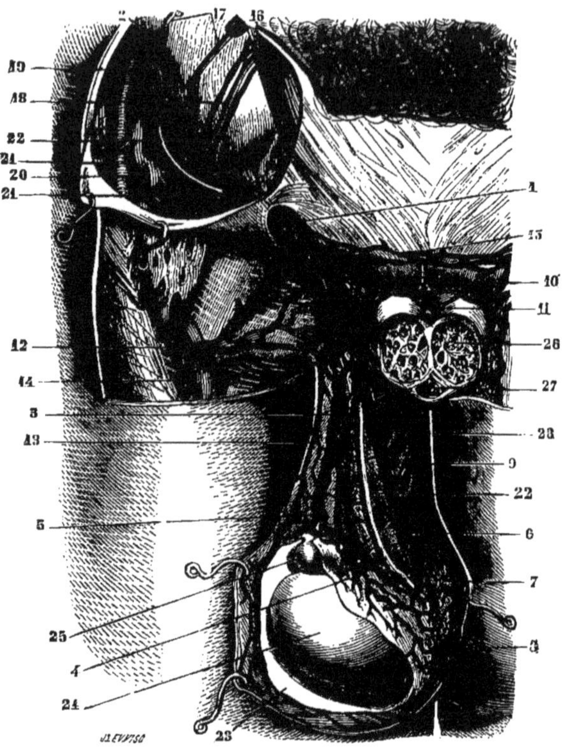

Fig. 2. — Veines du cordon spermatique.

1, Veines du cordon à leur entrée dans le canal inguinal; 2, veines spermatiques remontant à la veine cave; 3, veines spermatiques se divisant en deux vaisseaux 4 et 5; 4, faisceaux de veines émergeant du corps d'Highmore; 5, faisceau émergeant de la tête de l'épididyme; 6, veines funiculaires venant de la queue de l'épididyme; 7, anastomoses des veines de la cloison du scrotum avec le vaisseau précédent; 8, anastomoses des veines du scrotum avec les veines venant du corps d'Highmore; 9, veines de la cloison du scrotum; 10, branche de terminaison de la veine de la cloison, allant se jeter dans les veines du cordon; 11, veine dorsale de la verge; 12, veine externe honteuse; 13, veine de la paroi externe du scrotum; 14, veine saphène interne; 15, anastomoses prépubiennes des veines du cordon; 17, crochets relevant le péritoine; 18, artère et veines épigastriques; 19, artère iliaque externe; 20, origine des artères circonflexe et épigastrique, sur cette dernière on voit naître l'artère funiculaire; 21, embouchure commune des veines épigastriques et funiculaires; 22, canal déférent; 23, feuillet pariétal de la tunique vaginale; 24, testicule; 25, tête de l'épididyme; 26, coupe des corps caverneux; 27, coupe de l'urèthre. (Charles Périer.)

naît une *grosse extrémité* ou *tête*, une *petite extrémité* ou *queue*, qui s'effile en arrière et se relève en se réfléchissant sur elle-même pour se continuer avec le canal déférent. L'épididyme est formé par un canal très long et très grêle replié un grand nombre de fois sur lui-même.

Le canal déférent qui lui fait suite décrit un trajet ascendant et vertical pour gagner l'orifice cutané du canal inguinal, dans lequel il s'engage. Il entre dans la composition du *cordon spermatique*, qui résulte de son accolement avec les artères, veines et nerfs qui se rendent au testicule (*fig.* 2).

Les veines du cordon deviennent souvent variqueuses et donnent lieu aux douleurs souvent intolérables de la *varicocèle*.

La sensibilité du testicule est très grande ; la compression l'exaspère, et l'on s'explique par l'inextensibilité de la tunique albuginée les souffrances que cause l'inflammation de la pulpe de la glande (*orchite*).

Spermatozoïdes. — Les canalicules séminifères sont remplis de cellules épithéliales, dont quelques-unes prennent un développement particulier (cellules mères). Ces dernières s'engagent dans l'é-

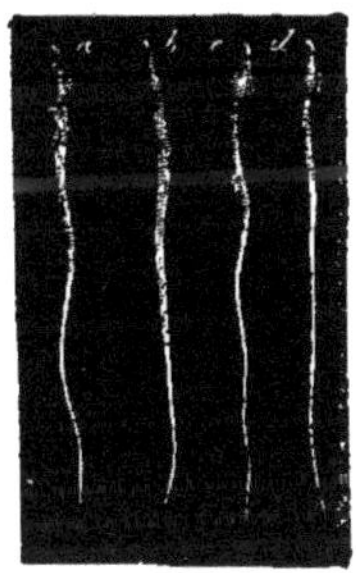

Fig. 3. — Spermatozoïdes.

a, *b*, spermatozoïdes recueillis dans le testicule; *c*, dans le canal déférent; *d*, dans les vésicules séminales.

pididyme et dans le canal déférent et, tout en cheminant, subissent dans leur intérieur des transformations qui aboutissent à la production des *spermatozoïdes* (*fig.* 3). Ceux-ci offrent d'abord l'aspect de filaments enroulés, et deviennent libres à la rupture de la cellule mère. A ce moment ils sont composés d'un renflement antérieur piriforme appelé *tête*, et d'un appendice filiforme (*queue*) terminé en pointe très fine. Arrivés dans l'épididyme, les spermatozoïdes, devenus libres, offrent des mouvements de translation très rapides, qui s'effectuent toujours dans la direction de la tête.

L'inflammation de la pulpe du testicule, *l'orchite*, succède souvent à la blennorrhagie ; elle est parfois le résultat d'un choc subi par l'organe. A la suite de l'orchite, le tissu fibreux qui forme la charpente de la glande s'indure et peut étrangler les canalicules ; la sécrétion du sperme est alors entravée. L'orchite double, c'est-à-dire l'inflammation successive ou simultanée des deux testicules, devient ainsi une cause de stérilité.

Canal déférent. — Le *canal déférent* (7) est un tube cylindrique de la grosseur d'une plume d'oie, qui fait suite à l'épididyme. Nous ne voyons ici que la première partie de son trajet, où il monte verticalement vers le canal inguinal qu'il traverse, réuni aux vaisseaux spermatiques pour former le *cordon spermatique*. Il a été coupé au moment où il pénétrait dans la cavité abdominale et se trouvait sur le point de se recourber en arrière.

II. **Deuxième plan. — Le petit bassin.** — Ce plan représente tous les organes contenus dans le petit bassin et reproduit dans son ensemble la configuration extérieure de l'appareil qui sert à l'excrétion de l'urine et du sperme.

Vessie. — Située au-dessus et en avant du rectum (12), en arrière du pubis, la vessie (10) est figurée dans son état de plus grande distension. C'est un réservoir musculo-membraneux, à forme ovoïde, à sommet supérieur, dont la grosse extrémité ou *bas-fond* se continue en avant avec l'urèthre.

Sa capacité à l'état normal est d'environ 500 à 600 centimètres cubes. Elle est coiffée à sa partie supérieure par le péritoine.

Sur chacune de ses parties latérales on voit :

1° Le canal déférent (9), décrivant une courbe à concavité inférieure, pour se diriger en bas et en arrière, en croisant l'uretère (11), vers la base de la prostate (7) ; la *vésicule séminale* (8), petit réservoir piriforme, terminé par un conduit qui s'unit au canal déférent pour constituer le canal éjaculateur, que nous ne verrons que sur la coupe de la prostate, dans le plan suivant.

A la partie inférieure de la vessie se trouve l'orifice par lequel cet organe s'ouvre dans le canal de l'urèthre. La partie de la poche urinaire à laquelle répond cet orifice a reçu le nom de *col de la vessie.*

Miction. — Les parois de la vessie jouissent d'une élasticité qui permet à ce réservoir de se laisser considérablement distendre par l'urine déversée par les uretères.

Cependant cette distension ne peut atteindre certaines limites sans déterminer l'irritation des fibres musculaires lisses des parois vésicales (*besoin d'uriner*), qui se contractent pour expulser le liquide. Plusieurs obstacles s'opposent à la sortie de l'urine : la présence du sphincter du col de la vessie, la compression du canal de l'urèthre par la vessie distendue, l'oblitération de la lumière du canal par la prostate. Enfin, sur le trajet de la portion membraneuse de l'urèthre, se trouve disposé le *sphincter uréthral* ou *muscle de Wilson*, qui se contracte sous l'influence de la volonté ou grâce à une action réflexe dont le point de départ réside dans la muqueuse prostatique. Celle-ci est alors excitée par le contact de l'urine, qui a franchi le col de la vessie, et son irritation entraînant la contraction du sphincter suffit à contre-balancer momentanément la pression des parois vésicales. Mais le besoin d'uriner continuant à se faire sentir (au niveau de la fosse naviculaire en apparence, tandis qu'il siège réellement dans la muqueuse prostatique), la volonté intervient pour prêter à la contraction du muscle vésical l'appui de la contraction des muscles abdominaux.

Nous avons exposé ailleurs (1) le mécanisme de l'effort tel qu'il intervient ici pour appliquer les viscères sur la vessie et la vider complètement de son contenu.

Prostate. — La prostate (5) embrasse le col de la vessie et le commencement du canal de l'urèthre. C'est un corps glandulaire, en forme de châtaigne, dont les parties latérales forment les *lobes latéraux ;* la partie médiane s'appelle *lobe médian de la prostate.*

Dans l'opération de la *taille sous-pubienne*, on incise cette glande pour se frayer un chemin jusque dans l'intérieur de la vessie, et pratiquer une issue à la pierre.

Au sortir de la prostate, le canal de l'urèthre ne tarde pas à s'entourer d'une gaîne de tissu dit *caverneux*, composée d'une partie moyenne, *corps spongieux de l'urèthre* (6), d'un renflement postérieur ou *bulbe* (7), en forme de crosse de pistolet, et d'un renflement antérieur ou *gland* (5).

(1) *Le Corps humain*, pl. II, pag. 28.

Au-dessus du corps spongieux de l'urèthre se trouvent disposés les *corps caverneux*, qui ont la forme de deux cylindres effilés en pointe; nés par deux racines de la lèvre interne de la branche inférieure du pubis, ils se renflent, s'accolent au-dessous de la symphyse, et s'adossent l'un à l'autre comme les deux canons d'un fusil (*fig.* 2). Ils forment par leur adossement une gouttière inférieure dans laquelle se loge la partie spongieuse de l'urèthre. Leur extrémité antérieure, arrondie, est coiffée par le gland.

Pénis. — L'accolement de la partie spongieuse de l'urèthre aux corps caverneux constitue l'*organe viril* ou *pénis*, organe cylindrique, appendu au-dessous du pubis à l'état de repos où il est flasque et mou, se redressant, augmentant de volume et devenant rigide dans l'érection.

C'est dans cet état de rigidité, qui lui permet de s'introduire dans les organes génitaux de la femme et de servir à la copulation, qu'il a été figuré, décrivant une courbe à concavité légère regardant en haut.

Le gland qui le termine offre une forme conique qui le rend propre à l'intromission; sa base, qui est obliquement dirigée en arrière, offre un rebord saillant, surtout en arrière, appelé *couronne du gland* (2), sur lequel s'ouvrent un certain nombre de glandes sébacées.

Au sommet du gland se trouve le *méat urinaire*, orifice du canal de l'urèthre, en forme de fente verticale, fermée à l'état de repos.

La surface du gland est recouverte d'une muqueuse rosée qui se réfléchit sur la couronne du gland et se continue au-dessous de celle-ci avec la peau en formant une rainure où s'amasse le produit de nombreuses glandes sébacées appelé *smegma préputial*. La peau qui recouvre la verge glisse très facilement sur la gaîne fibreuse commune au corps caverneux et à l'urèthre. Elle se prolonge sur la couronne du gland dont elle recouvre le dos, en formant ce qu'on appelle la *calotte;* elle adhère à la partie inférieure du renflement terminal de l'urèthre, en constituant le *filet*.

Le repli de peau qui protège le gland a reçu le nom de *prépuce*.

Lorsque le prépuce est trop long et ne permet pas de découvrir le gland, on dit qu'il y a *phimosis*, et l'on pratique la *circoncision*. Cette opération a pour effet de retrancher la partie excédante du prépuce. Elle est connue depuis la plus haute antiquité.

III. **Troisième plan. — Le bassin.** — Le bassin et les organes qu'il renferme sont divisés suivant le plan vertical médian du corps.

Cette coupe intéresse le *rectum* (14), la *vessie* (12) et toute la longueur du *canal de l'urèthre*.

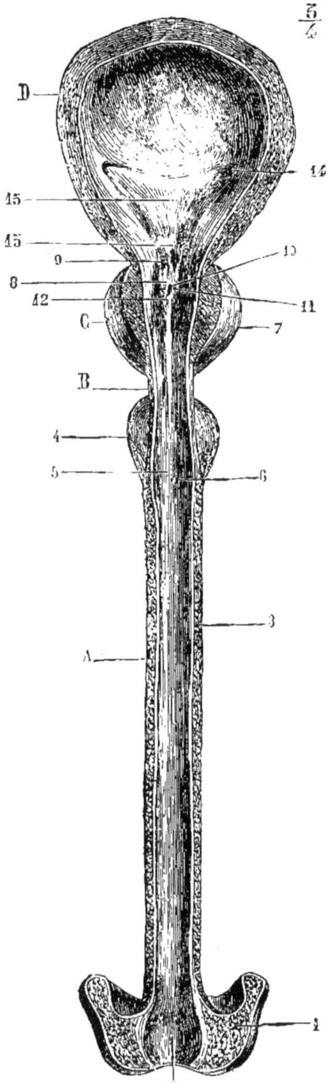

Fig. 4. — Urèthre, ouvert par sa paroi postérieure.

A, partie spongieuse; B, partie membraneuse; C, partie prostatique; D, vessie; 1, gland; 2, fosse naviculaire; 3, corps spongieux proprement dit; 4, bulbe; 5, cul-de-sac du bulbe; 6, orifices des glandes de Cooper; 7, prostate; 8, verumontanum; 9, freins du verumontanum; 10, utricule prostatique; 11, orifices des conduits éjaculateurs; 12, orifices des glandes prostatiques; 13, luette vésicale; 14, orifice de l'urèthre; 15, trigone vésical. (Beaunis et Bouchard.)

Canal de l'urèthre. — La longueur de ce conduit varie de quatorze à vingt centimètres. Il comprend une partie fixe, allant du col de la vessie jusqu'en avant du pubis en décrivant une courbure à concavité supérieure, et une partie mobile dont la direction dépend de l'état de flaccidité ou de rigidité de la verge (*fig.* 4).

Urèthre. — On divise l'*urèthre* en trois portions : la *portion prostatique*, la *portion membraneuse*, la *portion spongieuse*.

Portion prostatique. — Elle est longue de deux centimètres et demi environ; elle est enveloppée par la prostate.

Les *conduits éjaculateurs* traversent cette glande pour s'ouvrir dans le canal de l'urèthre, des deux côtés d'une saillie appelée *verumontanum*, située sur la ligne médiane, sur la paroi inférieure de l'urèthre. Cette saillie est terminée à la partie moyenne de la région prostatique par une partie renflée creusée d'une cavité (*utricule prostatique*) qui s'ouvre dans le canal.

La région prostatique est rendue fixe par les ligaments qui rattachent la prostate au pubis et à l'ischion.

Région membraneuse. — Longue d'un centimètre et demi, elle décrit une courbure dont la concavité regarde en haut et en avant. Elle est enchâssée dans un diaphragme musculo-membraneux, tendu entre les branches descendantes du pubis et ascendantes des ischions, appelé *ligament de Carcassonne* ou *aponévrose moyenne du périnée*. Ce diaphragme est formé de deux feuillets, dont l'un, antérieur, se recourbe en bas et en avant en contournant le bulbe dont il complète la gaîne par sa continuité avec l'aponévrose périnéale superficielle.

La *taille latéralisée* consiste à pénétrer dans la portion membraneuse de l'urèthre, et ensuite dans la vessie à l'aide d'une incision oblique pratiquée sur le côté *gauche* du périnée.

Le feuillet postérieur de l'aponévrose moyenne forme la paroi antérieure d'une loge qui renferme la prostate et qui est complétée en arrière par un feuillet aponévrotique tapissant la face antérieure du rectum et séparant cet intestin de la prostate et du bas-fond de la vessie, pour rejoindre le cul-de-sac péritonéal vésico-rectal.

La région membraneuse est le siège ordinaire des rétrécissements d'origine inflammatoire. Le spasme des muscles contenus dans l'épaisseur du ligament de Carcassonne est souvent la source d'un obstacle temporaire au cathétérisme.

Portion spongieuse. — La plus longue des trois portions de l'urèthre (de douze à quatorze centimètres), elle correspond à la partie

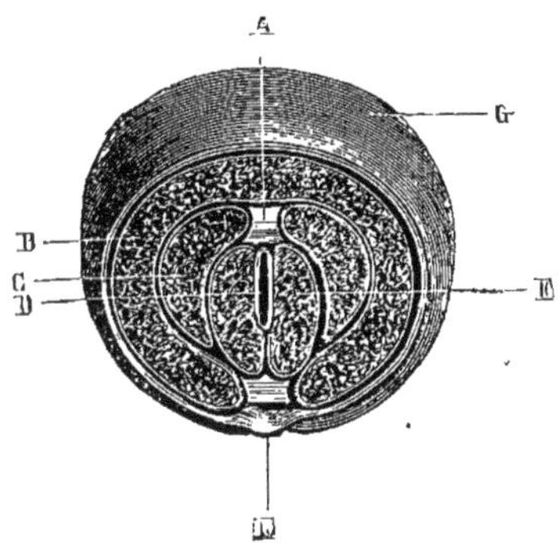

Fig. 5. — Coupe transversale et perpendiculaire du pénis pratiquée au milieu du gland.

A, prolongement fibreux des corps caverneux dans le gland ; B, faisceaux vasculaires superficiels du gland ; C, prolongement des corps caverneux dans le gland ; D, canal représentant une fente verticale ; E, coupe du frein ; F, tissu spongieux de l'urèthre ; G, téguments.

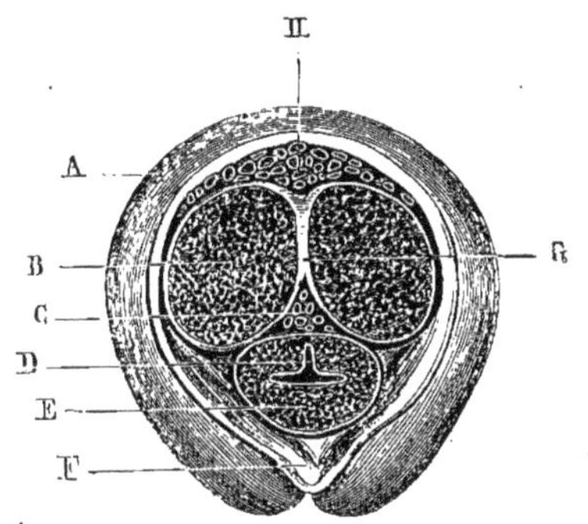

Fig. 6. — Coupe perpendiculaire du pénis immédiatement en arrière de la couronne.

A, téguments ; B, corps caverneux droit ; C, coupe du plexus situé entre l'urèthre et les corps caverneux ; D, forme en T renversé du canal ; E, tissu de l'urèthre ; F, repli muqueux qui forme le frein du prépuce ; G, cloison des corps caverneux ; H, coupe du plexus situé au-dessus des corps caverneux.

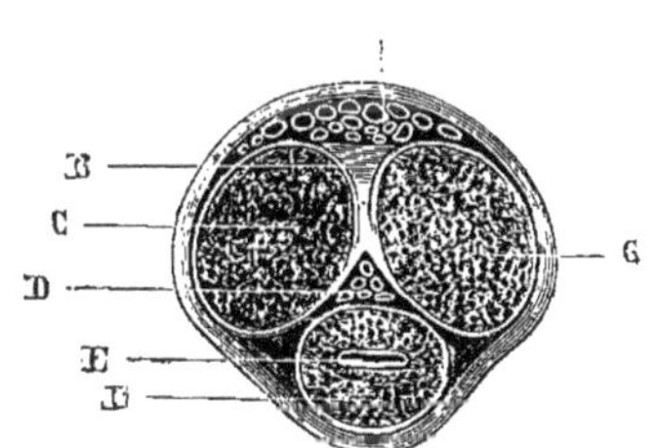

Fig. 7. — Coupe du pénis pratiquée au milieu de l'espace qui sépare l'angle prépubien de la base du gland.

A, veines dorsales de la verge ; B, cloison des corps caverneux ; C, corps caverneux ; D, plexus veineux situés au-dessus de l'urèthre ; E, urèthre représentant une fente transversale ; G, corps caverneux ; L, tissu spongieux de l'urèthre.

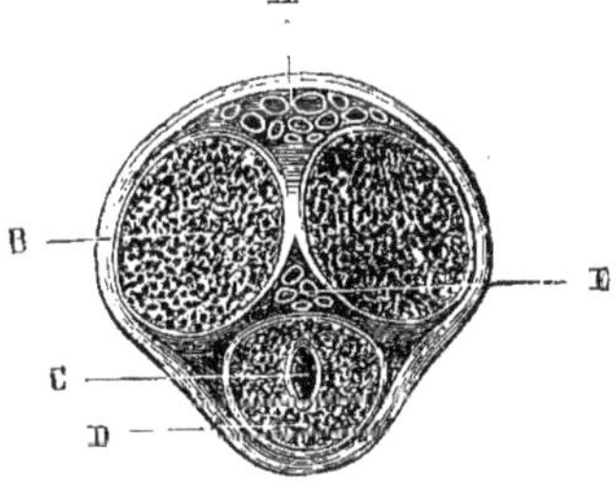

Fig. 8. — Coupe du pénis pratiquée en avant du pubis.

A, veines dorsales de la verge ; B, corps caverneux ; C, urèthre ; D, tissu spongieux de l'urèthre ; E, plexus veineux situés au-dessus de l'urèthre.

pénienne du canal, qui n'a pas de direction fixe en dehors de l'état d'érection (*fig.* 5, 6, 7, 8).

A sa sortie du ligament de Carcassonne, l'urèthre s'engage dans une gaîne de tissu spongieux, le *corps spongieux de l'urèthre,* présentant deux renflements: l'un postérieur, le *bulbe;* l'autre antérieur, le *gland.*

La structure du corps spongieux de l'urèthre est la même que celle des corps caverneux, dont il va bientôt être question.

Entre le bulbe de l'urèthre et la face inférieure de la partie membraneuse, se trouvent deux glandes symétriquement placées de chaque côté de la ligne médiane: les *glandes de Méry* ou *de Cooper.*

Le canal de l'urèthre subit trois dilatations : la première en arrière du méat (*fosse naviculaire*), la deuxième au niveau du bulbe (*cul-de-sac du bulbe*); à la troisième, *dilatation prostatique,* succède immédiatement le col de la vessie, qui est moins large que le reste du canal.

En arrière de chacune de ces dilatations, se trouve un rétrécissement.

Des couches successives qui constituent les parois de l'urèthre, la plus intéressante est la couche interne, muqueuse, continue avec la muqueuse du gland en avant, se confondant en arrière avec celle de la vessie, des uretères et des bassinets.

Comme elle se prolonge également par les canaux éjaculateurs dans les vésicules séminales et les canaux déférents jusqu'à l'épididyme, on comprend la fréquence de la propagation des inflammations de l'urèthre à ces divers organes.

La couche sous-muqueuse, sous-jacente à la précédente, contient des glandes en grappe (*glandes de Littre*) qui participent à l'inflammation dont la couche muqueuse et ses glandules sont le siège dans la *blennorrhagie.* Cette affection est caractérisée par un écoulement muco-purulent et par des douleurs plus ou moins vives le long de la verge, s'accentuant pendant la miction, d'où son nom vulgaire de *chaudepisse* non moins connu que son origine contagieuse.

Le pus blennorrhagique, mis en contact avec la conjonctive oculaire, y détermine une ophtalmie qui amène souvent la perte de l'œil.

Quand la blennorrhagie, au lieu de guérir sous l'influence d'un traitement approprié, passe à l'état chronique, la douleur cesse, mais il subsiste un léger écoulement sous la forme d'une gouttelette de pus qui apparaît le matin sur le méat urinaire (*goutte militaire*).

L'une des conséquences de la blennorrhagie est le *rétrécissement* de l'urèthre, déterminé par l'induration de la muqueuse uréthrale et des tissus sous-jacents dans l'un des points où s'est localisée l'inflammation devenue chronique. L'émission des urines étant gênée, il se forme une dilatation en arrière de l'obstacle, et parfois, à la suite d'un effort de miction, le canal se déchire et l'urine, s'épanchant au dehors de ses voies naturelles, crée un abcès urineux sous forme d'une tumeur saillante qu'il faut se hâter d'inciser. Quelquefois les dégâts ne se bornent pas là et l'urine s'infiltre dans le tissu cellulaire de la verge, du scrotum et de l'abdomen, quand la déchirure correspond à la portion spongieuse, ou bien s'épanche dans le bassin lorsque la solution de continuité est située plus haut.

L'infiltration d'urine s'accompagne d'ordinaire de la *fièvre urineuse.*

Il persiste quelquefois au périnée une *fistule urinaire,* après l'ouverture d'un abcès urineux.

Les *ruptures de l'urèthre* dues à des lésions accidentelles entraînent les mêmes accidents que les lésions inflammatoires.

Erection. — Les corps caverneux et le corps spongieux de l'urèthre sont constitués par du tissu érectile, c'est-à-dire susceptible d'augmenter de volume, de devenir turgide par l'accumulation et la rétention du sang dans la trame dont il est formé.

L'érection rend le canal de l'urèthre béant et facile à parcourir par le sperme accumulé dans les canaux déférents et dans les vésicules séminales, et que des excitations génitales font brusquement progresser en stimulant la sécrétion des testicules.

L'érection se produit par le mécanisme des actions réflexes partant des organes des sens ou des surfaces sensibles, et pouvant aussi trouver leur source dans le cerveau (l'imagination). C'est surtout l'excitation de la muqueuse du gland qui exalte cette action réflexe, grâce aux nombreuses papilles nerveuses dont cet organe est muni.

La contraction des muscles bulbo-caverneux et ischio-caverneux, qui embrassent le bulbe et la racine des corps caverneux, fait refluer le sang vers le gland et vers la pointe des corps caverneux (1).

Quoi qu'il en soit du mécanisme de l'érection, il est certain que la gêne apportée au retour du sang veineux peut entretenir la turgescence des corps caverneux, même en dehors de toute excitation génitale (priapisme).

(1) Voyez David Richard, *Histoire de la génération chez l'homme et chez la femme.* Paris, 1875.

Éjaculation. — Lorsque l'excitation de la muqueuse du gland a atteint son maximum, pendant l'acte vénérien, il se produit une *éjaculation :* le sperme accumulé en arrière de la portion du canal resserrée par la contraction rythmique du sphincter uréthral, ne pouvant refluer dans la vessie à cause de la présence du verumontanum, profite du relâchement de ce muscle pour se précipiter au dehors avec force.

Les contractions intermittentes du sphincter uréthral sont dues au contact du sperme avec la muqueuse prostatique.

Dans beaucoup de cas, c'est à des altérations de cette muqueuse que sont dues l'*impuissance* (1), les *pertes séminales*, etc. Contre cette dernière affection, on emploie avec succès la cautérisation de la muqueuse prostatique.

Sperme. — Le sperme éjaculé, en quantité variable suivant les individus (de un à six grammes), renferme des spermatozoïdes animés de mouvements de translation très vifs, qui s'exécutent toujours dans le sens de la tête. Sa couleur est blanchâtre, sa consistance est épaisse ; il possède une odeur particulière. On y a découvert la présence d'une matière albuminoïde, la *spermatine*, de différents sels, etc. Il est mêlé au produit de sécrétion de plusieurs glandes, qui sert à le diluer (glandes de Cooper, glandes de Littre, glandes prostatiques). Le mucus des glandes de Cooper est un liquide clair et muqueux.

Périnée. — L'ouverture inférieure du bassin est fermée par un plan résistant constitué principalement par des muscles, le *périnée*.

Chez un individu étendu sur le dos, les cuisses écartées et relevées, on constate que les deux branches ischio-pubiennes en haut, le bord inférieur des muscles grands fessiers en bas circonscrivent un espace losangique dont l'angle supérieur est constitué par la symphyse du pubis, dont l'angle inférieur est représenté par la pointe du coccyx, tandis que ses deux angles latéraux correspondent aux tubérosités ischiatiques.

Une ligne verticale appelée *raphé* divise le périnée en deux moitiés latérales.

I. 1. Verge.
2. Prépuce relevé en arrière du gland.
3. Frein du prépuce.
4. *Testicule.*
5. Tête de l'épididyme.
6. Sa queue.

(1) Voyez F. Roubaud, *Traité de l'impuissance et de la stérilité chez l'homme et chez la femme.* 3e édition. Paris, 1876.

7. Canal déférent. Il fait suite à l'épididyme, prend part à la formation du cordon spermatique avec lequel il pénètre, par l'orifice inguinal cutané, dans le canal inguinal qu'il traverse de dehors en dedans. Arrivé dans la cavité abdominale, il se recourbe en anse et se dirige sur le côté de la vessie en croisant l'uretère, et s'accole au conduit excréteur de la vésicule séminale pour former le canal éjaculateur.
8. *Enveloppes du testicule.* Le testicule est recouvert, de dehors en dedans, par la peau du scrotum, le dartos, la tunique fibreuse commune, le crémaster et enfin par la tunique vaginale.
9. Peau du scrotum.

II. 1. Gland.
2. Couronne du gland sur laquelle se voient des glandes sébacées.
3. Corps caverneux.
4. Urèthre.
5. *Muscle bulbo-caverneux.* Muscle médian, penniforme, composé de deux moitiés symétriques.

De l'anus part une ligne aponévrotique qui se dirige vers le bulbe de l'urèthre et suit la ligne médiane : c'est le raphé ano-bulbaire et sous-uréthral. Les fibres du bulbo-caverneux s'insèrent de chaque côté de cette ligne, puis de là se portent en haut, en avant et en dehors, en contournant le bulbe et le corps spongieux de l'urèthre. Les unes sont postérieures et gagnent la face postérieure du bulbe. Les autres, moyennes, vont au raphé sus-uréthral. D'autres, antérieures, divisées en deux faisceaux, contournent les corps caverneux et se rejoignent sur le dos de la verge. Ce muscle comprime le bulbe.

6. *Muscle ischio-caverneux.* —Ce muscle s'attache à la face interne de l'ischion et à la lèvre interne des branches inférieures de l'ischion et du pubis. De là ses fibres se portent en haut et en dedans sur la racine du corps caverneux qu'elles enveloppent comme une gaîne et se terminent sur cette racine et sur une aponévrose qui entoure le corps caverneux. Compresseur de la racine du corps caverneux.
7. Prostate ; entre la prostate et le muscle bulbo-caverneux se voit une glande de Cooper.
8. *Vésicule séminale droite.*
9. Canal déférent.
10. Vessie.
11. Uretère.
12. Rectum.
13. Sphincter externe de l'anus.
14. Péritoine.

III. A. Symphyse du pubis.
B. Cinquième vertèbre lombaire.
C. Sacrum.
D. Coccyx.
E. Canal rachidien.
1. Coupe de la verge.
2. Portion spongieuse du canal de l'urèthre.
3. Gland.
4. Méat urinaire.
5. Bulbe de l'urèthre.
6. Portion membraneuse du canal de l'urèthre.
7. Sa portion prostatique.
8. *Prostate.* Corps glanduleux situé en arrière de la symphyse du pubis, au-devant du rectum, et dont la forme a été comparée à celle d'une grosse châtaigne. On lui considère une face inférieure en rapport avec le rectum, une face supérieure ou pubienne, en rapport avec l'aponévrose périnéale supérieure et séparée du pubis par un plexus veineux considérable (plexus veineux de Santorini). Ses bords latéraux sont embrassés par le muscle releveur de l'anus. Sa base est en rapport avec le col de la vessie, le canal déférent et le col des vésicules séminales. Son sommet correspond à l'origine de la portion membraneuse de l'urèthre.

Traversée par les canaux éjaculateurs et par le canal de l'urèthre, la prostate est formée d'un certain nombre de lobules glandulaires qui déversent, par l'intermédiaire des canaux prostatiques ouverts sur les côtés du vérumontanum, le produit de leur sécrétion.

9. Coupe du vérumontanum.
10. Vésicule séminale gauche et conduit éjaculateur gauche se rendant sur les côtés du vérumontanum.

11. Corps caverneux gauche.
12. Coupe de la vessie.
13. Cloison médiane du dartos.
14. Rectum.
15. Anus.
16. Périnée.
17. 17. Sphincter de l'anus.
18. Releveur de l'anus.
19. Ligaments pubio-prostatiques.
20. Ligament suspenseur de la verge.
21. Plexus veineux de Santorini.
22. Ombilic.
23. Cul-de-sac antérieur du péritoine ou pubio-vésical.
24. Cul-de-sac postérieur du péritoine ou vésico-rectal.

Planche II.

LES ORGANES GÉNITAUX DE LA FEMME

L'appareil génital de la femme dans l'ordre de continuité se compose de la *glande ovarique*, et d'un ensemble de conduits excréteurs appelés *trompe*, *utérus* ou *matrice*, *vagin*.

D'autre part on a divisé les organes génitaux de la femme, au point de vue topographique, en *externes* et *internes*.

Les organes génitaux externes comprennent la *vulve*, le *vagin* et ses annexes.

Les organes génitaux internes se composent des deux *ovaires*, de la matrice et des trompes.

Nous étudierons les organes génitaux de la femme, d'abord de face (pl. II, *fig.* 1), puis suivant une coupe médiane (pl. II, *fig.* 2).

Vue de face. — Vus de face, les organes génitaux de la femme présentent à notre examen quatre plans.

I. Premier plan. — Organes génitaux externes. — Le corps reposant dans le décubitus dorsal, les jambes fléchies sur les cuisses et ces dernières placées dans l'abduction, on saisit d'un coup d'œil l'ensemble des organes génitaux externes.

Au-dessous du *pénil* ou mont de Vénus, saillie qui correspond à la symphyse pubienne et qui est recouverte de poils, se trouve sur la ligne médiane une fente antéro-postérieure, appelée *vulve*, limitée en haut et de chaque côté par les *grandes lèvres* (3), en bas par l'*hymen* (1).

Les grandes lèvres (3) forment deux saillies allongées, séparées de la cuisse par les plis génito-cruraux. Leurs faces internes se correspondent et s'adossent dans le rapprochement des cuisses de façon à fermer la vulve ; elles offrent une couleur rosée et l'aspect lisse d'une muqueuse.

Les grandes lèvres, très épaisses en avant, s'amincissent graduellement en arrière et finissent par se réunir par leurs extrémités postérieures en un simple rebord qui constitue la *fourchette* (4) ou commissure postérieure de la vulve. La fourchette embrasse dans sa concavité une dépression appelée *fosse naviculaire*, qui la sépare de l'orifice vaginal.

Le bord interne des grandes lèvres est longé par les *petites lèvres* (5) ou *nymphes*, formées par un repli de la muqueuse vulvaire, et dont les extrémités postérieures se perdent sur la face interne des grandes lèvres, tandis qu'en avant elles se rejoignent sur la ligne médiane et se dédoublent pour constituer à l'extrémité libre du clitoris une enveloppe ou *prépuce*.

Sur la ligne médiane, on trouve d'avant en arrière et de haut en bas : le *clitoris*, le *méat urinaire*, l'*orifice de l'hymen*, l'*hymen*, la *fourchette*, et en arrière de celle-ci, en dehors de la région des organes génitaux, le *périnée* (9) et l'*anus* (10).

Le clitoris (6) est un organe érectile qui ressemble de tout point, sauf par les dimensions, aux corps caverneux de l'homme. Il résulte de la réunion de deux racines qui longent chacune l'une des branches ischio-pubiennes pour former un corps unique rattaché à la symphyse pubienne par un ligament suspenseur. Ce corps se porte en avant et en bas, en décrivant une *courbure* dont la concavité regarde en bas, et se termine par une extrémité arrondie (*gland du clitoris*), au-dessus du méat urinaire (8).

La membrane hymen (1) est un repli de la muqueuse vulvaire obturant l'entrée du vagin, ne laissant subsister qu'un orifice (2) dont la forme, l'étendue, la situation déterminent la configuration de la membrane elle-même. Celle-ci n'existe que chez les jeunes filles vierges ; une fois qu'il a été déchiré, ses lambeaux se rétractent, et ses débris constituent les *caroncules myrtiformes*.

La membrane hymen affecte habituellement la forme d'un croissant à concavité dirigée en haut, de façon à fermer la partie inférieure de la vulve, et ses deux extrémités se perdent en haut sur la muqueuse vulvaire ; l'orifice de l'hymen, de forme circulaire, paraît circonscrit par une sorte d'anneau. Cet orifice est quelquefois extrêmement étroit et peut même faire défaut. Dans le premier cas, il peut

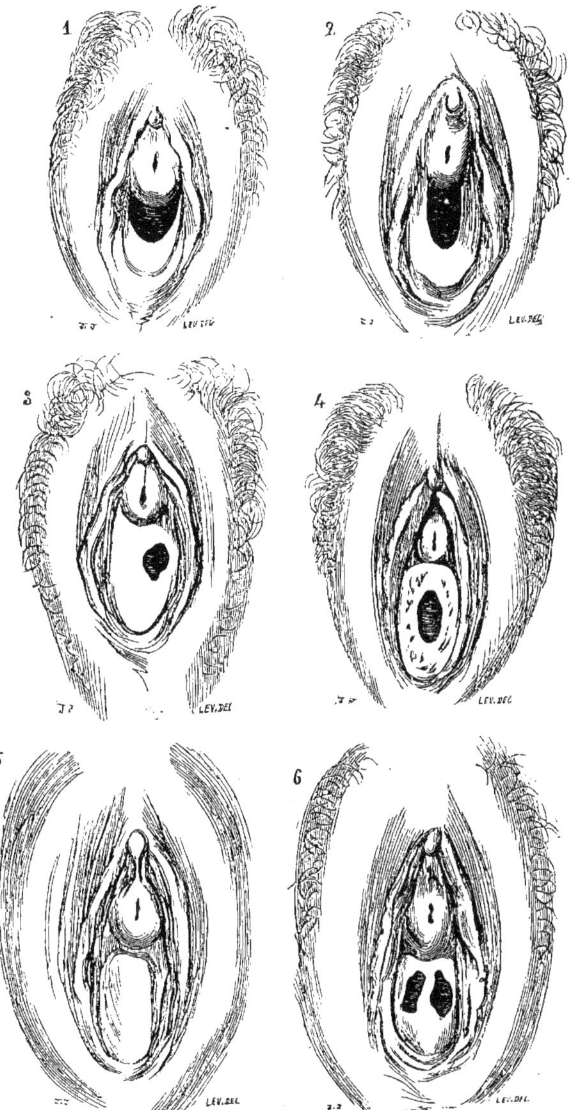

Fig. 9 à 14 (1 à 6). — Diverses formes d'hymen.

1, hymen semi-lunaire à bord irrégulier ; 2, hymen en fer à cheval ; 3, hymen circulaire (ouverture gauche) ; 4, hymen circulaire normal présentant des plis sur la face vulvaire ; 5, hymen imperforé ; 6, hymen biperforé. (Roze, *De l'Hymen*, thèse inaugurale, Strasbourg, 1863.)

mettre obstacle à la fécondation, quoiqu'on ait vu celle-ci se produire sans déchirure de l'hymen, dont l'épaisseur et la consistance très variables atteignent souvent un degré très considérable.

L'hymen affecte souvent des formes très variées que nous représentons dans les figures 9 à 19.

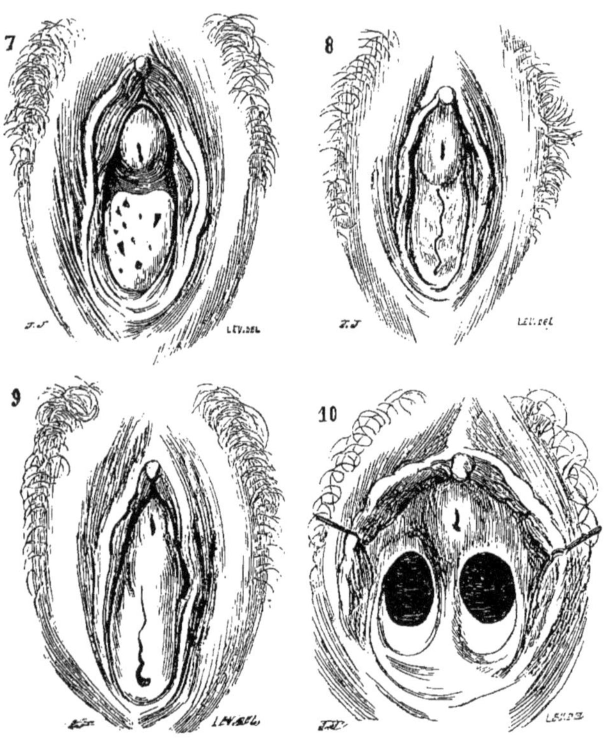

Fig. 15 à 18 (7 à 10). — Différentes formes d'hymen.

7, hymen criblé ou en pomme d'arrosoir; 8, hymen bilobé et godronné; 9, hymen à bord irrégulier (Ledru); 10, hymen double semi-lunaire : deux vagins. (Eisenmann.)

Dans le second cas, on dit qu'il y a *imperforation de l'hymen*, et ce vice de conformation entraîne la rétention du sang des règles et des accidents graves qu'on doit se hâter de prévenir par une incision cruciale.

De chaque côté de l'orifice de l'hymen, en dedans des petites lèvres, se voient les orifices des *glandes vulvo-vaginales* (7) ou *glandes de Bartholin*, organes analogues aux glandes de Cooper, dont le corps est situé de chaque côté de la paroi latérale du vagin. Ces glandes sont souvent le siège d'abcès particuliers.

La muqueuse de la vulve est douée d'une grande sensibilité. Elle est sillonnée de rides et de plis transversaux qui exaltent la sensibilité du gland de l'organe viril pendant l'union des sexes ou *copulation*. Lorsque cette sensibilité est portée à son comble, l'éjaculation a lieu et le

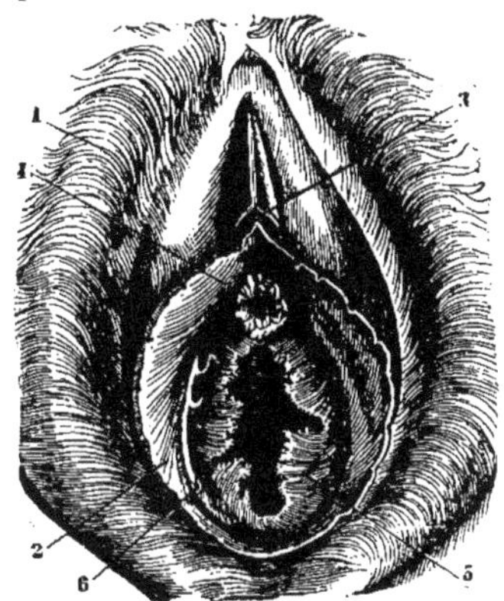

Fig. 19. — Hymen frangé.

1, grandes lèvres ; 2, petites lèvres ; 3, cloisons ; 4, orifice de l'urèthre, entourée de franges analogues à celles de l'hymen ; 5, hymen ; 6, lacunes. (Luschka).

sperme est lancé dans les voies génitales de la femme avec assez de force pour arriver jusqu'à l'orifice utérin.

II. **Deuxième plan.** — Une incision faite sur la ligne médiane a permis de rejeter de chaque côté les téguments abdominaux et d'enlever la portion antérieure du pubis derrière laquelle se trouve le deuxième plan. Il est formé par la face antérieure de la vessie urinaire (II), se continuant en avant avec l'urèthre (1), qui chez la femme est plus court que chez l'homme, et très dilatable, ce qui rend le cathétérisme très facile.

Il n'existe chez la femme ni prostate, ni bas-fond de la vessie.

Au-dessous de l'urèthre se trouve la cloison urétro-vaginale dont on aperçoit la paroi antérieure (2). Les connexions du canal uréthral avec le conduit vaginal expliquent la production de gangrènes des parois de ce conduit, à la suite de leur compression prolongée par la tête de l'enfant. Les fistules uréthro-vaginales ne reconnaissent généralement pas d'autres causes.

Verso. Après avoir mené de chaque côté une incision longitudinale dans les parois du vagin, et détruit les connexions de la vessie, on

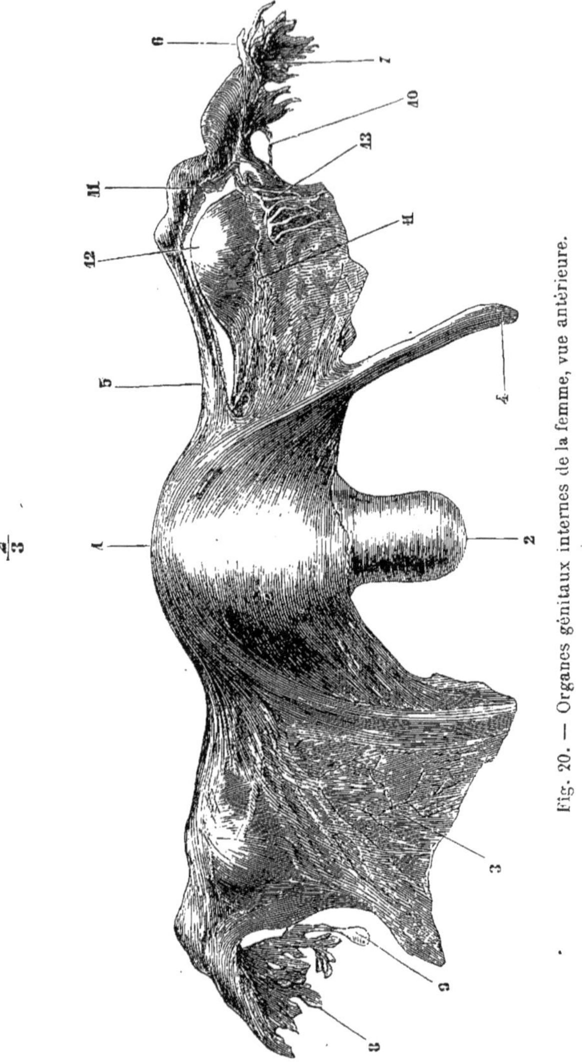

Fig. 20. — Organes génitaux internes de la femme, vue antérieure.

1, fond de l'utérus ; 2, col de l'utérus ; 3, ligament large ; 4, ligament rond ; 5, trompe ; 6, pavillon de la trompe ; 7, 8, franges du pavillon de la trompe ; 9, vésicule appendue à une frange ; 10, ligament de la trompe ; 11, ligament large incisé pour montrer l'ovaire ; 12, ovaire ; 13, organe de Rosenmuller. (Beaunis et Bouchard.)

rejette le tout en arrière et l'on aperçoit la face postérieure de la vessie et l'extrémité inférieure des uretères (1) coupés, et la partie supérieure de la paroi vaginale de la cloison uréthro-vaginale (2).

III. **Troisième plan. — L'utérus et ses annexes.** — La même préparation permet de dégager l'utérus et ses annexes.

Le corps de l'utérus est revêtu de son feuillet péritonéal, jusqu'au point où commence la portion vaginale de l'organe, c'est-à-dire le *museau de tanche* (*fig.* 20).

Pris dans son ensemble, l'utérus a la forme d'une petite gourde dont

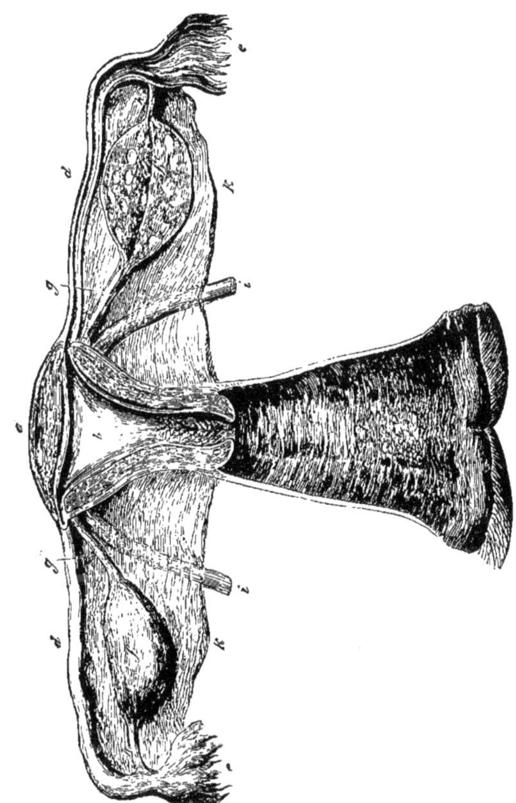

Fig. 21. — Organes génitaux internes de la femme, ouverts en avant.

La trompe gauche est ouverte. L'ovaire du même côté est divisé pour montrer les ovules. On a laissé le vagin, qui est aussi divisé en avant. *a*, fond de l'utérus ; *b*, cavité du corps ; *c*, cavité du col ; *dd*, trompes utérines ; *ee*, pavillon ; *f*, aileron postérieur ; *f'*, aileron fendu, pour montrer les vésicules de Graaf ; *gg*, ligament de l'ovaire ; *hh*, petit filament qui s'étend du pavillon à l'extrémité externe de l'ovaire ; *ii*, ligaments ronds ; *kk*, ligaments larges ; *l*, vagin ; *o*, col. (Ch. Robin, *Dictionnaire de médecine*, 14e édition).

le goulot est dirigé en avant. L'organe est ainsi formé de deux renflements, dont l'un plus gros, appelé *corps*, représente la partie renflée de la gourde, et l'autre appelé *col* représente le goulot.

Du corps de l'utérus partent de chaque côté le ligament rond et les trompes qui sont enveloppés dans des replis du péritoine ainsi que les ovaires. Ces replis ont reçu les noms de *ligaments larges*.

IV. **Quatrième plan. — Cavité utérine.** — Par une coupe

intéressant l'utérus suivant ses deux bords latéraux, on découvre la cavité de cet organe, qui affecte une forme triangulaire, à sommet dirigé en avant (*fig.* 21).

Toute la capacité intérieure de l'utérus est divisée en *cavité du corps* (*b*) et *cavité du col* (*c*).

On distingue dans la cavité trois angles : deux supérieurs ou latéraux, appelés *angles tubaires* parce qu'ils sont situés près de l'insertion des trompes utérines (*d*,*d*) et un inférieur qui forme le *col* (*o*). Celui-ci, long de 23 à 27 millimètres, est embrassé par le vagin (*l*) dans lequel il fait une saillie et présente à son extrémité une fente transversale, à bords arrondis, qui est l'orifice de l'utérus, et qui est nommé le *museau de tanche*.

La matrice doit l'épaisseur de ses parois à sa couche moyenne, musculaire, revêtue en dehors par le péritoine, en dedans par une membrane muqueuse dont les glandes (*fig.* 22) pénètrent dans le tissu musculaire. Le muscle utérin est très vasculaire et subit de grandes modifications de volume ; il se distend considérablement dans la grossesse, tout en augmentant d'épaisseur.

Cette coupe permet d'apercevoir les orifices par lesquels les trompes débouchent de chaque côté dans la cavité de la matrice.

L'utérus est maintenu dans sa position : 1° par les *ligaments larges* (*k*,*k*), expansions membraneuses résultant de l'adossement de deux feuillets du péritoine, et s'étendant des bords de cet organe aux côtés du petit bassin ; dans la division du ligament large, dite *aileron moyen*, se trouvent comprises les trompes (*d*,*d*), ayant une extrémité libre et frangée qui est le pavillon (*ee*), et creusée d'un conduit qui arrive à l'angle de la cavité utérine. Un petit filament (*hh*) s'étend du pavillon à l'extrémité externe de l'ovaire. Celui-ci est embrassé dans le repli du ligament large appelé *aileron postérieur ; f*, le représente avec sa forme, et *f'*, le montre fendu pour faire voir les vésicules de de Graaf. De son extrémité interne part le ligament de l'ovaire (*gg*), fibreux et musculaire, qui s'attache à l'angle correspondant de l'utérus, au-dessous et un peu en arrière de la trompe. Dans l'*aileron antérieur* ou ligament large se voient les *cordons suspubiens* ou *ligaments ronds* (*i*,*i*) ; 2° par les ligaments antérieurs ; 3° par les ligaments postérieurs.

Après l'accouchement, le corps et le col de l'utérus subissent des variations notables (*fig.* 23, 24, 25, 26, 27, 28).

Dans le même plan se trouvent, enveloppés dans le repli du péritoine qui porte le nom de *ligament large* et qui est fréquemment le siège de phlegmons, l'*ovaire*, la *trompe*, le *ligament rond*.

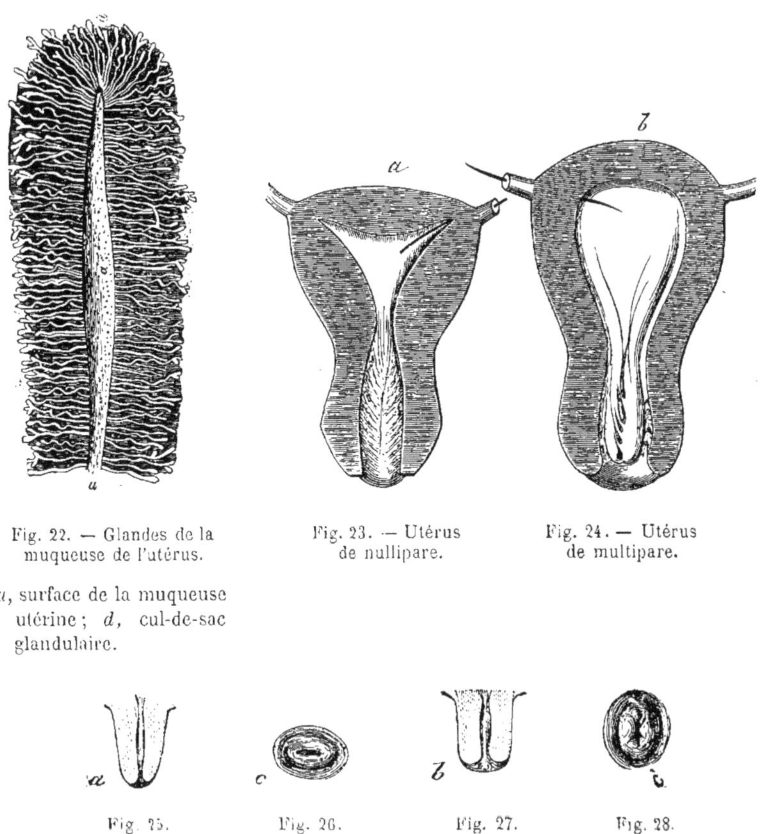

Fig. 22. — Glandes de la muqueuse de l'utérus.

a, surface de la muqueuse utérine ; *d*, cul-de-sac glandulaire.

Fig. 23. — Utérus de nullipare.

Fig. 24. — Utérus de multipare.

Fig. 25. Fig. 26. Fig. 27. Fig. 28.

Différence du col de l'utérus et de son orifice externe, suivant que la femme a eu ou non des enfants (*).

(*) *a*, forme du col utérin chez la femme qui n'a jamais eu d'enfant ; *b*, forme du col utérin chez la femme qui a eu des enfants ; *c*, orifice externe du col utérin chez la femme qui n'a pas eu d'enfant ; *d*, orifice externe du col utérin chez la femme qui a eu des enfants.

Ce dernier est l'analogue du cordon chez l'homme. Il sort de l'abdomen par l'anneau inguinal et se fixe dans le fond des dartos. La trompe de *Fallope* est un canal à parois contractiles, de 10 à 15 centimètres de long, placé dans l'aileron moyen du ligament large. Son extrémité externe élargie (pavillon) offre l'orifice abdominal de l'organe débouchant dans la cavité périnéale. Les bords du pavillon sont découpés en franges; l'une de ces franges portant le nom de *ligament de l'ovaire* fixe le pavillon à la trompe.

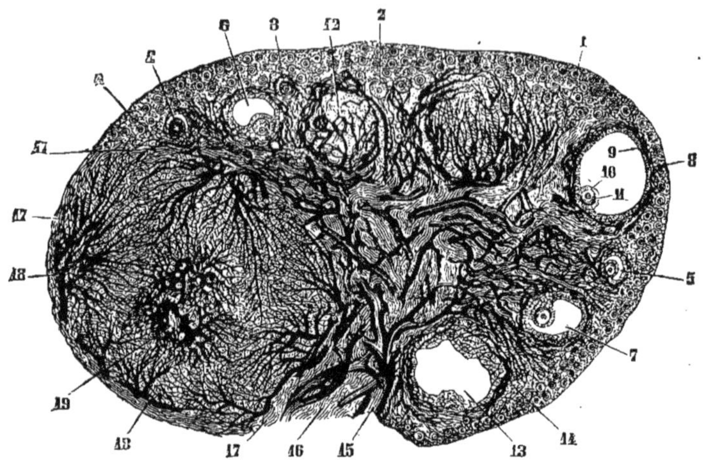

Fig. 29. — Ovaire.

1, vésicules corticales; 2, vésicules plus volumineuses; 3, vésicules entourées de la membrane granuleuse; 4 à 8, follicules à des degrés divers de développement; 9, membrane granuleuse; 10, ovule; 11, cumulus proligère; 12, follicule qui n'a pas été ouvert entouré par un réseau vasculaire; 13, follicule dont le contenu s'est échappé en partie; 14, stroma de la zone corticale; 15, vaisseaux pénétrant par le hile de la glande; 16, stroma du hile; 17, membrane externe d'un corps jaune; 18, artères du corps jaune; 19, sa veine centrale. (Schrœn.)

Ovaires. — Les ovaires sont deux petites glandes ovoïdes, situées dans l'aileron postérieur du ligament large, de chaque côté de l'utérus auquel elles sont rattachées par un ligament. Une coupe pratiquée dans la substance de l'ovaire montre que cet organe se compose d'un tissu propre revêtu d'une membrane fibreuse (*fig.* 29). Dans le tissu propre on distingue deux couches. L'une, couche corticale, est blanche; l'autre, centrale ou médullaire, est rouge. Il se développe dans la couche corticale, après la puberté, des vésicules de différentes grosseurs (*vésicules* ou *follicules* de *de Graaf*) dont quelques-unes font saillie à la surface de l'organe.

L'ovaire reçoit des vaisseaux artériels et veineux ainsi que des nerfs; il émet des lymphatiques.

Les vésicules de de Graaf (*fig.* 30), ainsi appelées du nom de Régnier de Graaf qui les découvrit, se composent d'une membrane fibreuse externe, tapissée à l'intérieur d'une couche épithéliale, *membrane granuleuse*. Cette membrane granuleuse est formée de cellules globulaires qui forment en un point de la vésicule un amas ou *cumulus proligère*. L'une de ces cellules prend un plus grand développement que les autres ; sous

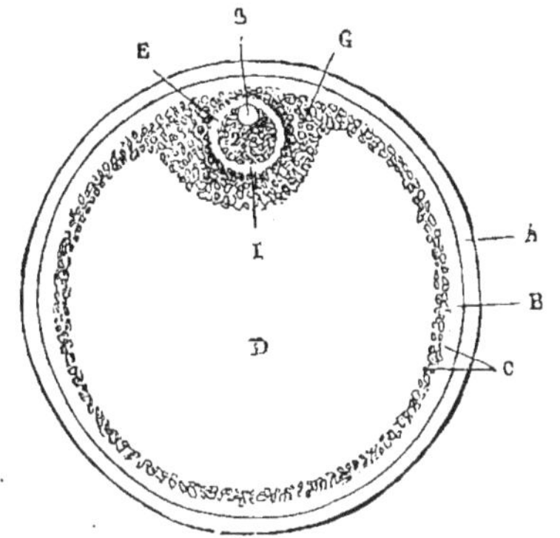

Fig. 30. — Vésicule de de Graaf.

A, membrane externe ; B, couche interne ; C, membrane granuleuse ; D, cavité de la vésicule ; E, ovule ; G, cumulus proligère ; 1, membrane vitelline ; 2, vitellus ; 3, vésicule germinative.

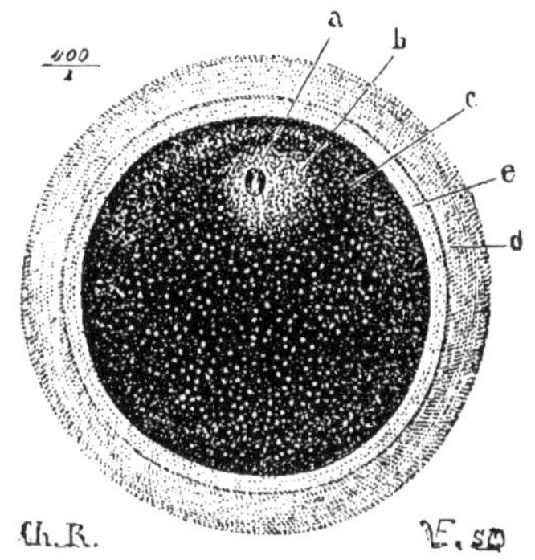

Fig. 31. — Ovule pris dans la vésicule de de Graaf.

a, la tache germinative ; *b*, vésicule germinative ; *c*, vitellus ; *d*, paroi de la cellule proprement dite ; *e*, espace clair laissé entre le vitellus (*c*) et la membrane vitelline (*d*). (Ch. Robin, *Anatomie et physiologie cellulaires.*)

le nom d'*ovule* ou *petit œuf*, elle atteint un diamètre de 1/10 à 2/10 de millimètre et se trouve ainsi presque visible à l'œil nu. L'ovule (*fig.* 31) est le type de la cellule parfaite. Son protoplasma ou *vitellus*, protégé par une enveloppe (*membrane vitelline*) contient un noyau (*vésicule germinative*) renfermant lui-même un nucléole (tache germinative).

L'activité fonctionnelle de la glande ovarique ne s'exerce que pendant une fraction de la vie de la femme, comprise entre l'époque de la *puberté* et celle de la *ménopause*.

Aux approches de la puberté, les organes dont le développement est lié à l'exercice des fonctions sexuelles prennent leur accroissement définitif. Les mamelles se dessinent, le pénil se recouvre de poils, les formes s'arrondissent, la voix prend un timbre nouveau. Les organes génitaux internes s'éveillent à la vie fonctionnelle, et la poussée congestive dont ils sont le siège détermine le développement d'un ovisac, son gonflement et sa rupture, suivie de l'issue d'un ovule.

Menstruation. — La chute de l'ovule coïncide avec l'apparition d'un écoulement sanguin au dehors, écoulement qui prend sa source dans la matrice : la menstruation est établie ; cette hémorrhagie durera plus ou moins longtemps, quelques jours d'ordinaire. Désormais elle se reproduira tous les vingt-huit jours en moyenne. L'établissement de la menstruation se fait plus tardivement chez les jeunes filles des contrées du Nord que chez celles des régions chaudes du globe ; elle est plus précoce chez les habitantes des villes que chez les filles de la campagne. C'est de 13 à 15 ans en moyenne que les premières règles apparaissent chez la Parisienne. La ménopause survient de 40 à 50 ans environ.

Après la rupture d'une vésicule de de Graaf, ordinairement située à la superficie de l'ovaire, l'ovule qui s'échappe de cette cavité peut subir des sorts divers.

Fécondation. — Lorsque des spermatozoïdes ont pénétré dans les voies génitales et que les liquides dont celles-ci sont toujours baignées offrent la réaction alcaline qui favorise la vitalité de ces éléments reproducteurs, ils se livrent à des mouvements quelquefois très vifs qui les font progresser par les trompes vers l'ovaire. C'est sur l'ovaire même ou au niveau du pavillon de la trompe appliqué sur cet organe qu'a lieu la rencontre des spermatozoïdes avec l'ovule. De cette rencontre résulte la *fécondation* ou pénétration des spermatozoïdes dans l'épaisseur de l'ovule, où ils finissent par disparaître.

La fécondation est le signal d'importantes modifications dans l'œuf et dans les parties maternelles. Esquissons-les à grands traits (1).

L'œuf fécondé s'engage dans la trompe, progresse vers l'orifice utérin de ce conduit, tombe enfin dans la cavité utérine, qu'il trouve prête à le recevoir (*fig.* 32, 33). En effet, la muqueuse de la matrice s'est développée, en se hérissant de petites villosités, et dès que l'ovule a gagné le fond de la cavité de l'organe, elle bourgeonne autour de lui, l'englobe et le fixe dans le point où il est tombé.

Cependant il s'est passé dans l'œuf lui-même des changements impor-

(1) Pour de plus amples détails voyez David Richard, *Histoire de la génération chez l'homme et chez la femme*. Paris, 1875, in-8, avec 8 pl. col. — Beaunis, *Nouveaux éléments de Physiologie*, 2e édition. Paris, 1879. — Kuss et Duval, *Cours de Physiologie*, 3e édition. Paris, 1876.

tants (*fig*. 34). Son noyau et son nucléole ont disparu ; le vitellus s'est segmenté en un certain nombre de boules ou de globules, lesquels se

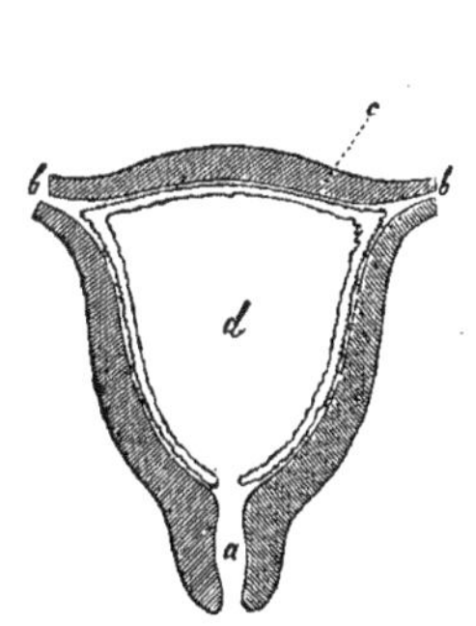

Fig. 32.
La matrice, 8 jours après la fécondation.

a, col utérin ; *b*,*b*, entrées des trompes de Fallope ; *c*, caduque vraie qui tapisse les parois de la matrice ; *d*, cavité de la matrice.

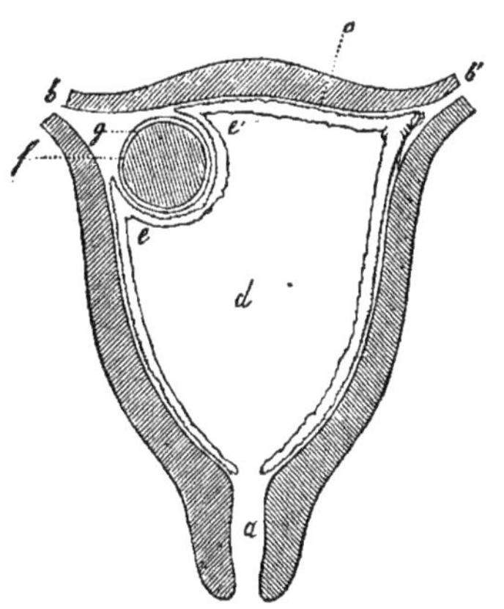

Fig. 33.
La matrice, au moment où l'ovule y pénètre.

L'ovule *f*, avec son chorion *g*, pousse devant lui la caduque vraie *c*, pour former la caduque réfléchie *ee* ; *a*, col utérin ; *b*,*b*, entrées des trompes ; *d*, cavité utérine.

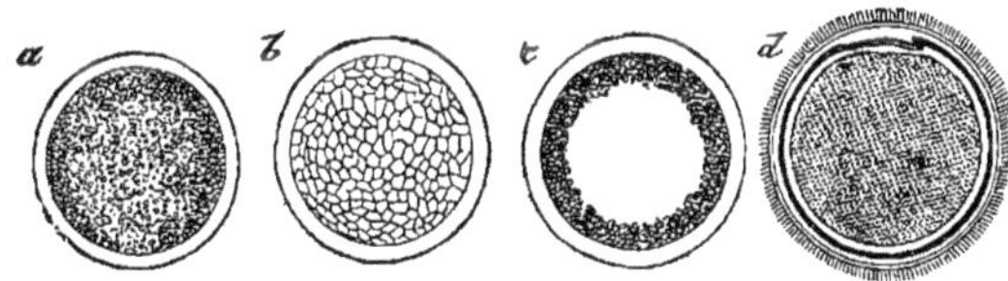

Fig. 34. — Transformation de l'œuf humain fécondé, depuis son entrée dans la trompe jusqu'à son implantation dans l'utérus.

a, première transformation : disparition de la vésicule et de la tache germinative ; *b*, deuxième transformation : segmentation du jaune ; *c*, troisième transformation : dépôt excentrique du jaune pour former la membrane blastodermique ; *d*, quatrième transformation : apparition de la tache embryonnaire et des villosités choriales.

sont appliqués sur la paroi interne de la membrane vitelline en formant sur l'un des points de celle-ci une couche plus épaisse (*blastoderme*).

Grâce au développement de l'ovule, à l'extension subie par la membrane vitelline, il se forme au centre de ce petit organe une cavité où s'accumule un liquide (*fig.* 35, 36). Bientôt la partie renflée du blastoderme s'accentue dans son accroissement; des linéaments s'y dessinent et sa séparation d'avec la membrane blastodermique devient imminente.

L'*embryon* est dès lors constitué, et devient le siège de modifications incessantes qui provoquent sa mise en liberté dans l'intérieur de l'œuf.

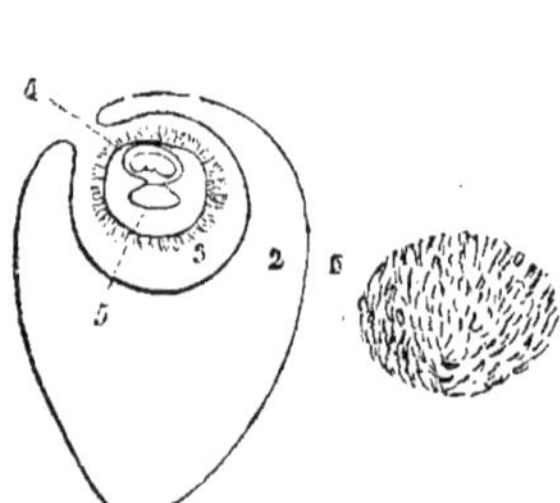

Fig. 35.
Ovule ouvert, de 12 à 20 jours.

1, caduque utérine; 2, caduque réfléchie; 3, chorion et ses villosités; 4, embryon et amnios; 5, vésicule ombilicale. Grandeur naturelle, d'après Velpeau.

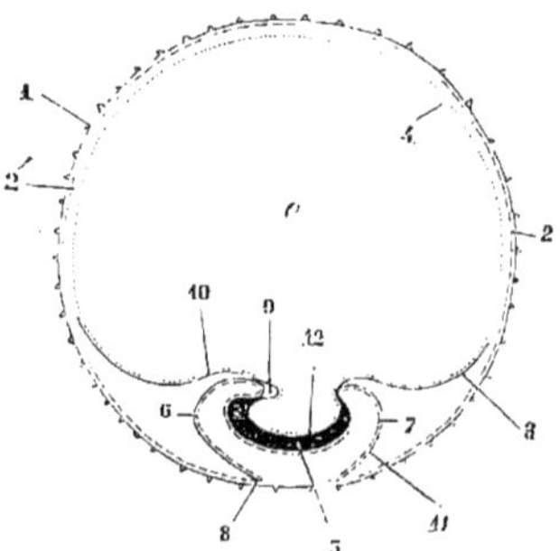

Fig. 36. — Œuf au commencement de son développement.

1, membrane vitelline; 2, feuillet externe du blastoderme; 3, feuillet moyen; 4, feuillet externe du blastoderme; 5, ébauche de l'embryon; 6, capuchon céphalique de l'amnios; 7, capuchon caudal de l'amnios; 8, extrémité du capuchon céphalique tendant à rejoindre l'extrémité correspondante du capuchon caudal; 9, point où se forme le cœur; *o*, vésicule ombilicale; 12, portion du feuillet interne du blastoderme qui formera l'intestin.

Il ne reste attaché aux parois de celui-ci que par des vaisseaux communiquant avec les vaisseaux maternels dans la zone où la paroi externe de l'œuf confine à la muqueuse utérine. Il se forme en ce point un véritable gâteau vasculaire qui prend le nom de *placenta*. Pendant les progrès continuels de l'embryon vers le volume qu'il présentera à la naissance, il s'est formé autour de lui une poche, l'*amnios*. Dans cette poche remplie par le *liquide amniotique* il flotte librement, suspendu aux vaisseaux qui le rattachent au placenta (*fig.* 37); ces vaisseaux recouverts par la réflexion des parois de l'amnios constituent le *cordon ombilical*. L'embryon met deux cent soixante-dix jours à se développer (*fig*. 38, 39); vers le troisième mois il prend le nom de *fœtus*.

La matrice s'est distendue proportionnellement (*fig*. 40); arrivé à maturité, lorsque tout se passe normalement, le fœtus s'engage la

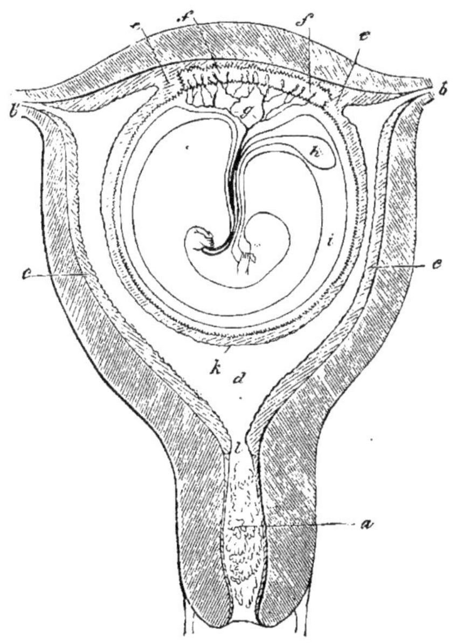

Fig. 37. — Matrice, œuf et caduque.

Coupe verticale de la matrice, contenant un œuf développé. — *a*, col plein d'un bouchon gélatineux; *b*,*b*, ouvertures des trompes; *cc'*, caduque utérine; *d*, cavité utérine que l'œuf remplit presque entièrement; *e*,*e*, points où la caduque utérine se continue avec la caduque fœtale; *cf*, caduque dite *sérotine* et *placenta*; *g*, allantoïde; *h*, vésicule ombilicale avec son pédicule dans le cordon ombilical; *i*, amnios; *k*, caduque fœtale et chorion.

tête la première dans les voies maternelles; le col de la matrice se dilate et, la contractilité de l'organe une fois mise en jeu, l'expulsion de l'enfant a lieu.

Négligeant les phénomènes mécaniques de l'accouchement, nous appellerons l'attention du lecteur sur le changement qui s'opère alors dans le mode de respiration du fœtus, qui brusquement cesse d'emprunter au sang maternel l'oxygène dont il a besoin; par suite de l'impression produite sur son tégument externe par le contact de l'air, il jette un cri et fait sa première inspiration. On lie le cordon ; à partir de ce moment, c'est un nouveau-né, il est devenu *viable*.

L'expulsion du fœtus s'accompagne de l'issue des *eaux*, c'est-à-dire du liquide amniotique dans lequel il baignait et qui fait irruption au

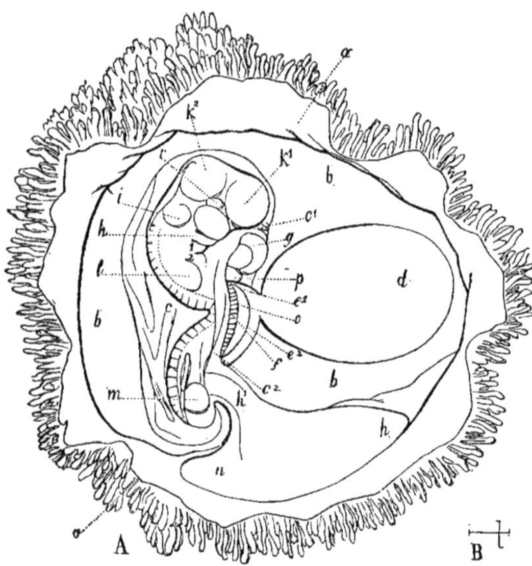

Fig. 38. — Embryon humain (avec son œuf) de 21 jours.

A, grossissement schématique ; B, grandeur naturelle. — *aa*, chorion renversé ; *bb*, espace plein d'albumine entre le chorion et l'amnios ; c, amnios qui est encore ouvert depuis c^1 en avant, jusqu'à c^2 en arrière ; *d*, vésicule ombilicale, se continuant avec l'intestin stomacal e^1 jusqu'à l'intestin anal e^2 ; *f*, corps de Wolff ; *g*, cœur ; *h*, mâchoire inférieure ; *i*, oreillette ; k^1, hémisphères ; k^2, tubercules quadrijumeaux ; *l*, membre antérieur ; *m*, membre postérieur ; *nn*, limite conjecturale du feuillet vasculaire de l'allantoïde ; n^1, feuillet muqueux de l'allantoïde ; *o*, mésentère ; *p*, foie ; *r*, œil ; 1, 2, deux fentes branchiales.

dehors des membranes par la déchirure que le corps du fœtus y a produite dans l'accouchement. Toutefois il reste encore dans la cavité utérine le placenta ; mais il suffit d'ordinaire de quelques contractions de la matrice pour le chasser avec les membranes qui constituent avec lui le *délivre* ou *arrière-faix* (*fig.* 41).

Que se serait-il passé, si l'œuf fécondé, au lieu de s'engager dans la trompe, avait séjourné dans la cavité du péritoine ? Il y aurait pu se produire ce qu'on appelle une *grossesse extra-utérine*, c'est-à-dire que

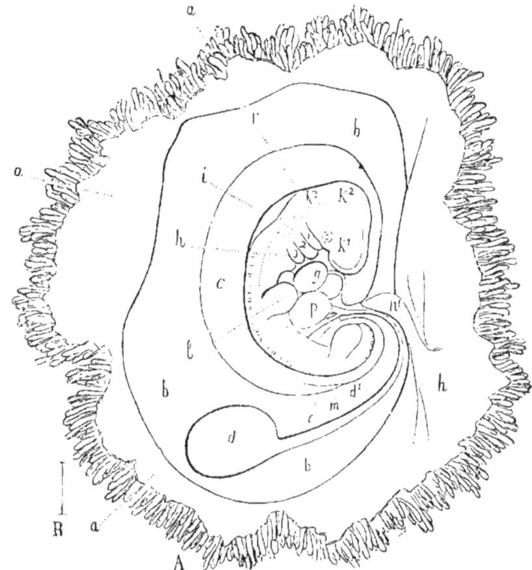

Fig. 39. — Embryon humain de 4 semaines.

(*) A, grossissement schématique ; B, grandeur naturelle. — *a*, chorion ; *b*, espace entre le chorion et l'amnios ; *c*, amnios ; *d*, vésicule ombilicale ; *d*¹, pédicule de la vésicule ; *e*, anse intestinale ; *g*, cœur ; *h*, mâchoire inférieure ; *i*, oreille ; *k*, cervelet ; *k*¹, hémisphères ; *k*², tubercules quadrijumeaux ; *l*, membre antérieur ; *m*, membre postérieur ; *n*, endroit où l'allantoïde s'unit au chorion ; *n*¹, cordon ombilical ; *p*, foie ; *r*, œil ; 1, 2, 3, les trois fentes branchiales.

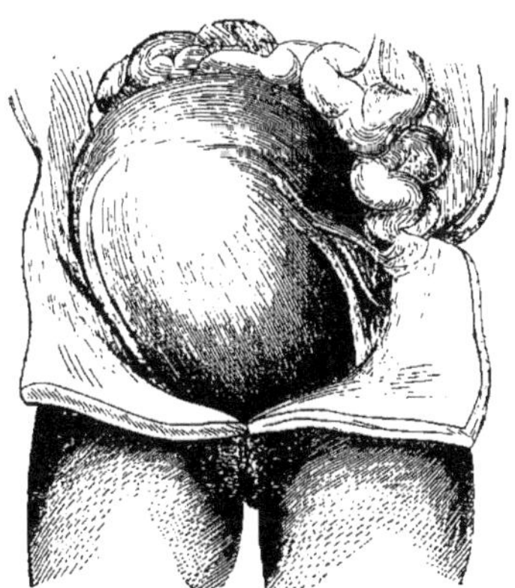

Fig. 40. — Utérus à terme.

l'œuf aurait subi un développement plus ou moins complet en dehors des voies naturelles. Les cas de ce genre ne sont pas trop rares et malheureusement leur dénoûment est parfois fatal. Même fait se passe

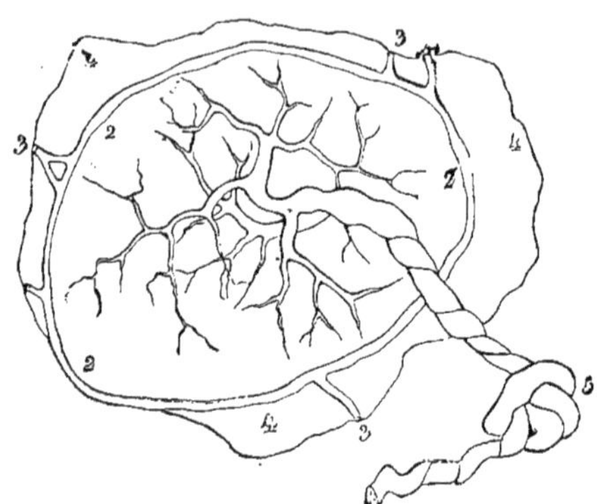

Fig. 41. — Placenta, face interne.

1, placenta ; 2, sinus coronaire ; 3, sinus utérin s'anastomosant avec le sinus coronaire ; 4, débris des membranes ; 5, nœud du cordon.

dans la trompe quand l'ovule fécondé s'y arrête ; c'est alors une grossesse *tubaire*.

Après l'expulsion du produit, l'hypertrophie énorme de la matrice disparaît peu à peu et, l'involution utérine accomplie, l'organe revient à ses dimensions normales.

Coupe médiane antéro-postérieure. — Au lieu de regarder de face les organes génitaux de la femme, nous pouvons pratiquer une coupe médiane antéro-postérieure.

Sur des cadavres congelés on peut obtenir une coupe parfaitement nette des organes, tout en leur conservant scrupuleusement leurs formes et leurs rapports. La planche II, figure 2, représente une coupe de ce genre, analogue à celle que nous avons faite pour les organes génito-urinaires de l'homme.

Rapports de la matrice avec la vessie et le rectum. — Elle fait ressortir les rapports de la matrice avec la vessie en avant, avec le rectum en arrière. Elle montre que l'axe de l'organe est dirigé un peu obliquement de haut en bas et d'avant en arrière, tandis que l'axe du vagin se dirige en bas et en avant. Ces deux axes font ainsi un angle obtus ouvert en avant.

Lorsque la direction de l'axe utérin change, l'organe subit une déviation en avant ou en arrière, *antéversion* ou *rétroversion ;* l'une et l'autre de ces déviations peuvent s'accompagner de flexions du corps de l'organe sur son col, en avant ou en arrière, *antéflexion* ou *rétroflexion*. Quand enfin les moyens de suspension de la matrice perdent leur efficacité, celle-ci subit un mouvement de descente qui va de l'*abaissement* jusqu'à la *chute* complète avec saillie au dehors des organes génitaux.

On peut encore étudier sur cette coupe la configuration des culs-de-sac vaginaux, ainsi que celle des culs-de-sac péritonéaux dont l'un, situé entre la vessie et la face antérieure de la matrice, constitue le *cul-de-sac vésico-utérin*, l'autre placé entre la matrice et le rectum s'appelant *cul-de-sac recto-utérin*.

Malformation des organes génitaux. — Aux descriptions qui précèdent nous croyons devoir ajouter un exposé des notions les plus importantes concernant les malformations des organes génitaux. Mais qu'il nous soit d'abord permis de placer ici, à titre de préliminaires indispensables ,quelques mots sur le développement des organes génitaux chez le fœtus.

Développement des organes génitaux chez le fœtus. — Il est un moment de la vie intra-utérine où le canal intestinal du fœtus n'existe encore que sous la forme d'un tube terminé en cul-de-sac à ses deux extrémités ; à l'extrémité inférieure de ce tube se forme un bourgeon (*fig.* 42) qui tend à s'en isoler, en constituant une cavité, et où naissent à leur tour trois autres bourgeons. Ces derniers s'allongent dans une direction verticale et ascendante. L'un d'eux représente la première ébauche du rein et de son conduit excréteur. Les deux autres serviront à former les organes génitaux. Ce sont : le *corps de Wolff*, organe muni d'un canal excréteur, et dont l'extrémité supérieure supporte des végétations disposées comme les barbes d'une plume ; et l'*organe de Müller*, simple tube situé parallèlement au précédent.

Alors que les choses sont ainsi disposées, c'est-à-dire dans la première période de la vie de l'embryon, le sexe n'est pas encore dessiné ; mais vers le troisième mois l'équilibre se rompt et l'un des deux organes, corps de Wolff, ou organe de Müller, prend un développement compensé par l'atrophie de l'autre. Si l'individu est masculin, il ne reste de l'organe de Müller que d'insignifiants vestiges, mais de chaque côté les

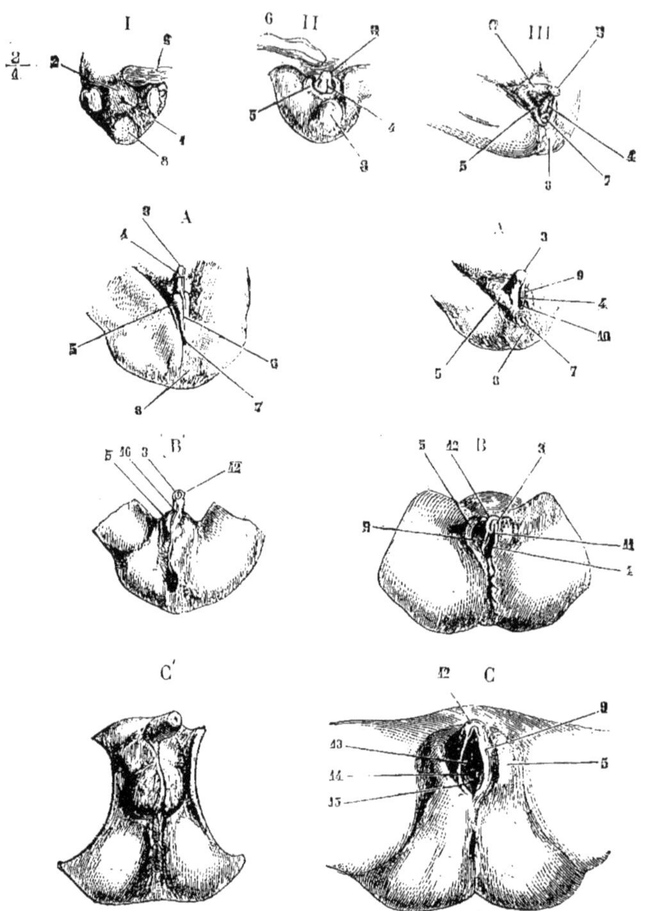

Fig. 42. — Développement des organes génitaux externes, d'après Ecker.

1, cloaque ; 2, tubercule génital ; 3, gland ; 4, sillon génital ; 5, plis génitaux externes (grandes lèvres ou plis scrotaux) ; 6, cordon ombilical ; 7, anus ; 8, extrémité caudale et tubercule coxygien ; 9, petites lèvres ; 10, sinus uro-génital ; 11, frein du clitoris ; 12, prépuce du gland et du clitoris ; 13, ouverture de l'urèthre ; 14, ouverture du vagin ; 15, hymen ; 16, raphé scrotal.

État indifférent. — I, embryon de 0m,16. — II. Embryon de 0m,20. — III, Embryon de 0m,27.

Type féminin. A, Embryon de 0m,31. — B, Embryon au milieu du cinquième mois. — C, Embryon du commencement du sixième mois.

Type masculin. A', Embryon de 0m,37 (fin du troisième ou début du quatrième mois). — B', Embryon du milieu du quatrième mois. — C', Embryon de la fin du quatrième mois. (Beaunis et Bouchard.)

canalicules du corps de Wolff pénètrent dans l'épaisseur d'un organe développé sur son bord interne, y forment les *canalicules séminifères* et ce qui reste du corps de Wolff y compris son canal excréteur se trans-

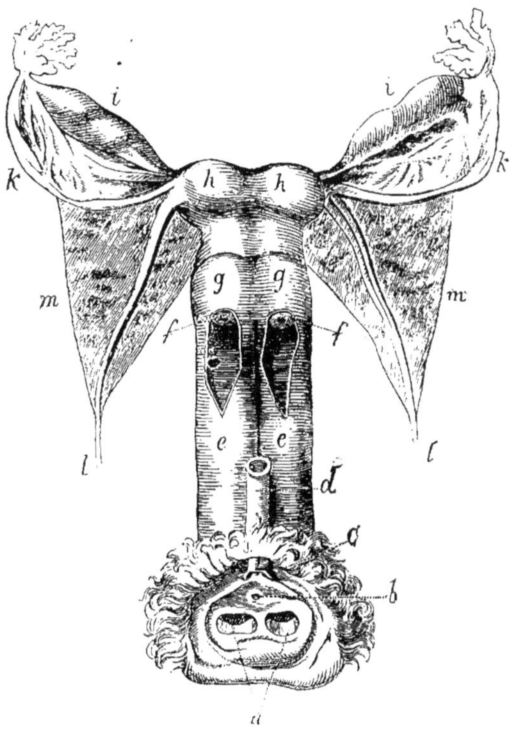

Fig. 43. — Utérus et vagin doubles d'une fille de 19 ans.

a, double orifice vaginal, d'après Eisenmann ; *b*, méat uréthral ; *c*, clitoris ; *d*, urèthre ; *e*,*e*, les deux vagins ; *f*,*f*, orifices utérins ; *g*,*g*, cols des deux utérus ; *h*,*h*, corps et cornes des deux utérus ; *i*,*i*, ovaires ; *k*,*k*, oviductes ; *l*,*l*, ligaments ronds ; *m*,*m*, ligaments larges. (Eisenmann.)

forme en conduits excréteurs (*tête et corps de l'épididyme*, *canal déférent*, *conduits éjaculateurs*).

La sexualité féminine s'annonce au contraire par l'atrophie des corps de Wolff qui disparaissent totalement pendant que, dans l'épaisseur de l'organe développé sur le bord interne du corps de Wolff, s'enfoncent des végétations dues à l'épithélium du péritoine. Ces végétations forment d'abord des glandes tubulaires, mais, l'orifice de ces dernières s'oblitérant, il en résulte des cavités closes que nous connaissons déjà sous les noms d'*ovisacs* ou *vésicules de de Graaf*. Les canaux excréteurs des ovaires doivent leur développement ultérieur à la transformation que subissent les conduits de Müller. La partie supérieure de ces deux conduits reste isolée de chaque côté et forme la trompe de Fallope à droite

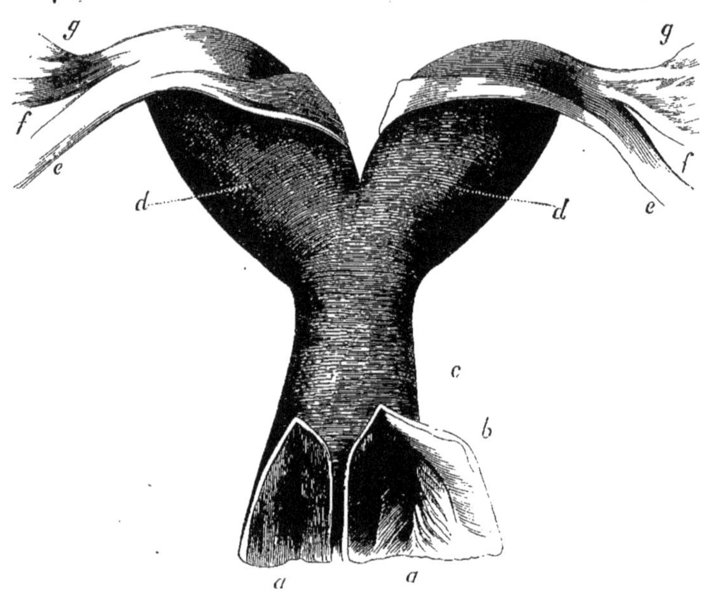

Fig. 44. — Utérus bicorne entièrement double et vagin double d'une jeune fille de 17 ans.

a, les vagins ouverts ; *b*, orifice de l'utérus gauche ; *c*, les deux portions cervicales adossées ayant l'apparence d'un col unique ; *d,d*, les deux cornes ; *e,e*, les ligaments ronds ; *f,f*, les oviductes ; *g,g*, les ovaires. (Schröder.)

et à gauche. La partie inférieure se soude avec la partie correspondante du côté opposé pour ne constituer qu'une seule cavité qui devient l'*utérus*. Lorsque cette soudure est incomplète, ou que les parois adossées ne disparaissent point, il subsiste une cloison médiane, on observe, suivant le degré, un utérus *double*, *bicorne ou cloisonné* (*fig.* 43, 44, 45).

Le *vagin*, à qui ne correspond pas d'organe homologue chez l'homme, est un organe intermédiaire entre les organes génitaux internes et externes, cependant il peut s'associer à l'arrêt de développement qui frappe l'utérus (*fig.* 46, 47).

L'origine des organes génitaux externes se retrouve dans une fente du périnée qui finit par communiquer avec la muqueuse des organes

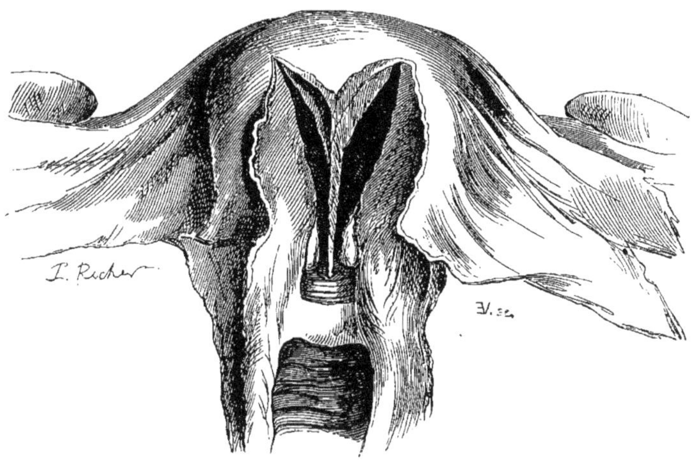

Fig. 45. — Utérus simple extérieurement, divisé à l'intérieur, par une cloison verticale, en deux cavités distinctes.

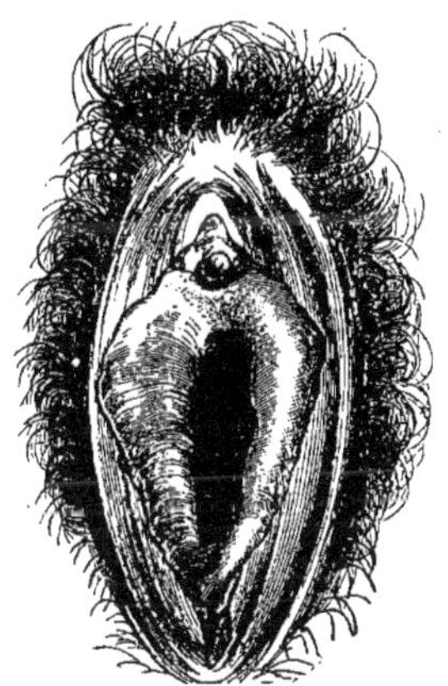

Fig. 46. — Vulve d'une femme âgée de 60 ans, et qui a été mariée deux fois, quoique privée d'utérus et de vagin.

profonds. Chez l'homme, elle se ferme de manière à constituer un canal (portions membraneuse et spongieuse de l'urèthre), et ce canal ne reste ouvert qu'à son extrémité antérieure qui donne le méat urinaire. Chez la femme, au contraire, la fente persiste dans son étendue, limitée par deux replis cutanés qui, sous le nom de grandes lèvres, circonscrivent

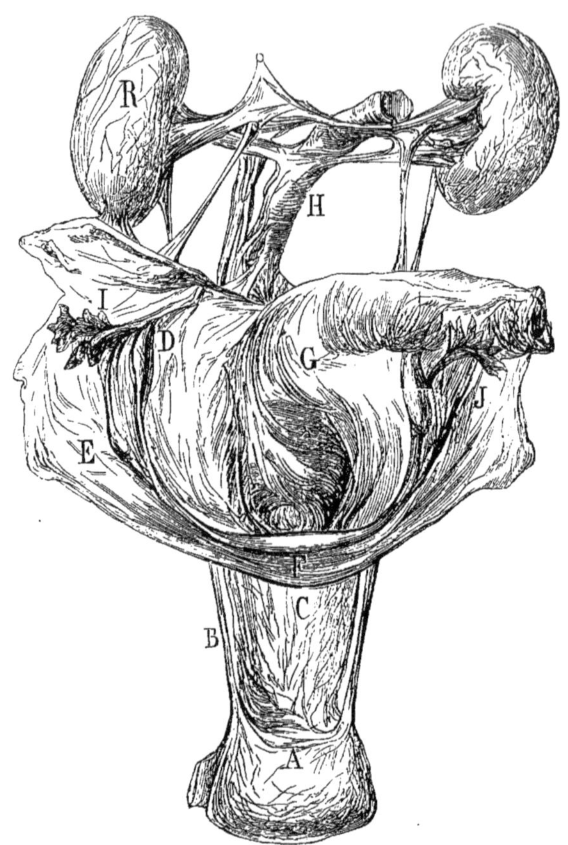

Fig. 47. — Absence d'utérus et de vagin.

A, face postérieure de la vessie qui a été rabattue en avant sur le pubis, après dissection du péritoine relevé lui-même vers le cordon F, qui représente l'utérus rudimentaire ; B, uretère du côté droit ; C, face antérieure du rectum que rien ne séparait de la face postérieure de la vessie A ; F, cordon fibreux transversal représentant l'utérus rudimentaire ; D, ovaire droit ; I, pavillon de la trompe du côté droit ; J, pavillon de la trompe gauche ; E, point de bifurcation du cordon formant l'utérus rudimentaire d'où partent la trompe I et le ligament de l'ovaire D ; G, rectum ; H, aorte ; R, rein droit.

l'orifice vulvaire. L'indépendance du développement des organes génitaux externes explique comment, chez une femme, on a pu constater la présence d'une vulve, sans qu'il y ait eu d'utérus ni de vagin.

Le mode de formation de la verge rend très compréhensible la production des malformations connues chez l'homme sous les noms d'*épi-*

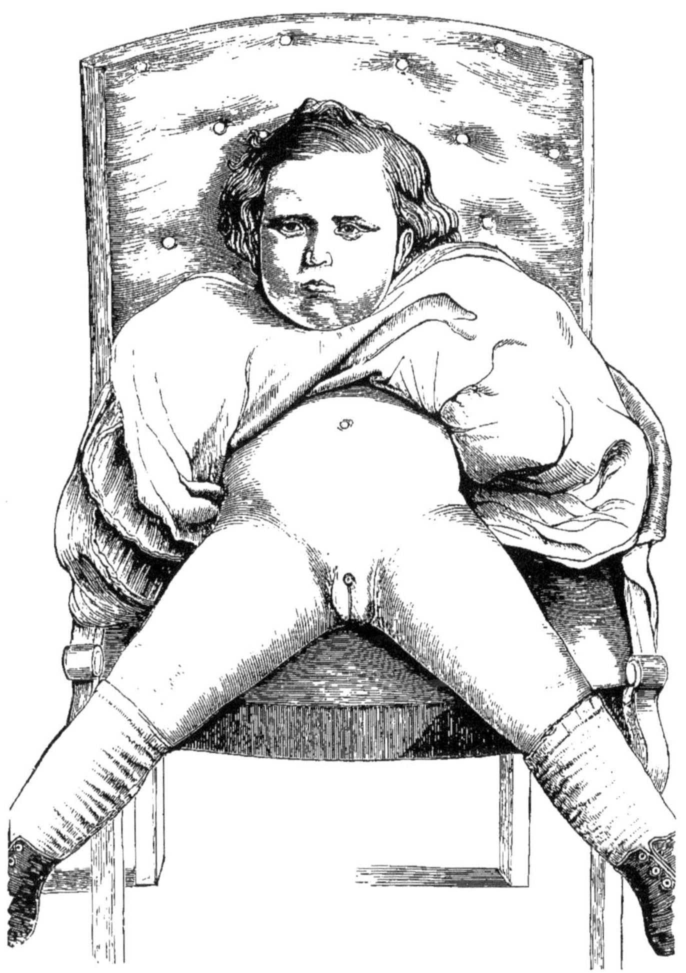

Fig. 48. — Malformation des organes génitaux chez un enfant de 4 ans. (S. Woods.)

spadias et d'*hypospadias*, caractérisées toutes deux par la situation anormale de l'orifice de l'urèthre. Placée à la partie dorsale de la verge, plus ou moins près de l'arcade pubienne, dans l'épispadias, cette ouverture se trouve, dans l'hypospadias, au-dessous de l'organe, à une

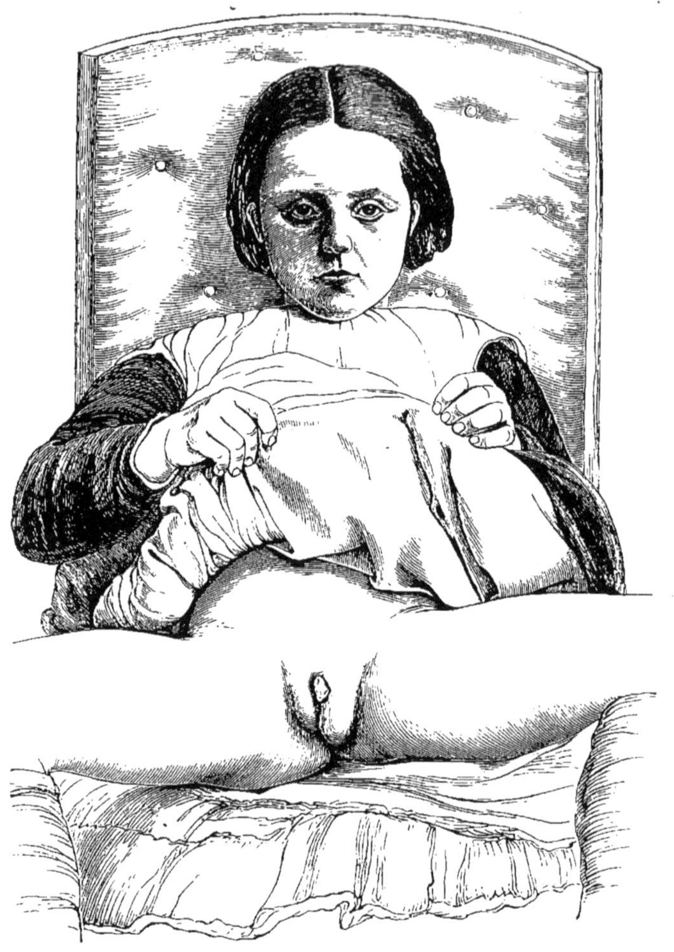

Fig. 49. — Malformation des organes génitaux chez une enfant de 13 ans. (S. Woods.)

Hermaphrodite âgée de treize ans, et considérée comme appartenant au sexe féminin. Il n'existe pas de vagin, mais le clitoris paraît bien développé et présente au-dessus de son sommet une échancrure et un prépuce. Les petites lèvres n'existent pas. Au-dessous on voit une dépression infundibuliforme, tapissée par la membrane muqueuse, capable de loger une noisette, et aboutissant à un petit orifice par lequel l'urine s'écoule au dehors. Plus en arrière, en se rapprochant du périnée, on trouve les grandes lèvres soudées de telle façon, qu'il n'existe entre elles qu'un sillon profond. La grande lèvre gauche est plus volumineuse que la droite, et chacune d'elles contient, en même temps qu'un vestige de cordon, quelque chose qui paraît être un testicule (ou un ovaire). Le testicule du côté droit est très haut dans la direction de la région inguinale, il est beaucoup plus petit que celui du côté gauche, et, pour le sentir, il faut le chercher attentivement distance plus ou moins éloignée du gland. Lorsqu'elle est située près de la racine de la verge, le scrotum se trouve quelquefois divisé sur la ligne

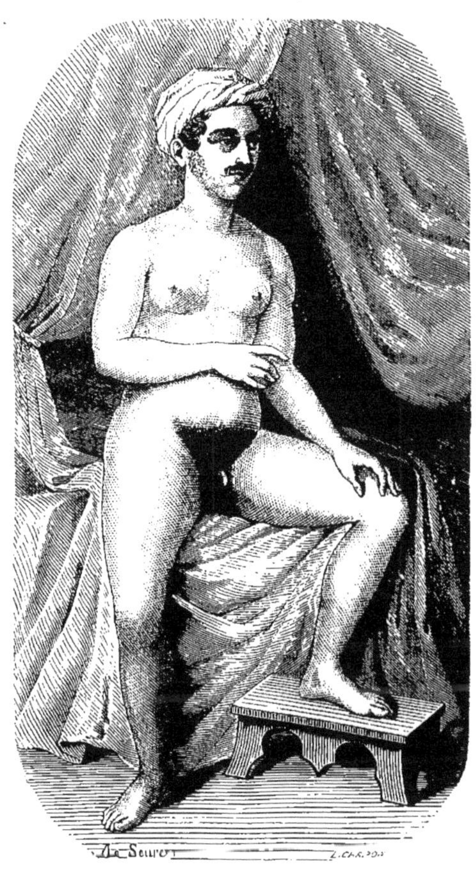

Fig. 50. — Marie-Madeleine Lefort à l'âge de 16 ans. (Dr Wieland.)

médiane et présente, sur les côtés, des replis qui simulent une vulve. De là possibilité d'erreurs sur le sexe (1) et production de l'hermaphrodisme par arrêt de développement.

Hermaphrodisme. — L'*hermaphrodisme*, cet état auquel a donné

(1) Voyez Amb. Tardieu, *Question médico-légale de l'identité dans ses rapports avec les vices de conformation des organes sexuels, contenant les souvenirs et impressions d'un individu dont le sexe avait été méconnu*, 2e édition. Paris, 1874, in-8.

son nom le fils d'Hermès et d'Aphrodite chanté par Ovide, est *normal* dans le règne végétal et chez quelques espèces animales inférieures. Les dénominations d'*androgynie*, de *gynandrie* servent encore à caractériser la présence sur un même individu d'appareils génitaux des deux

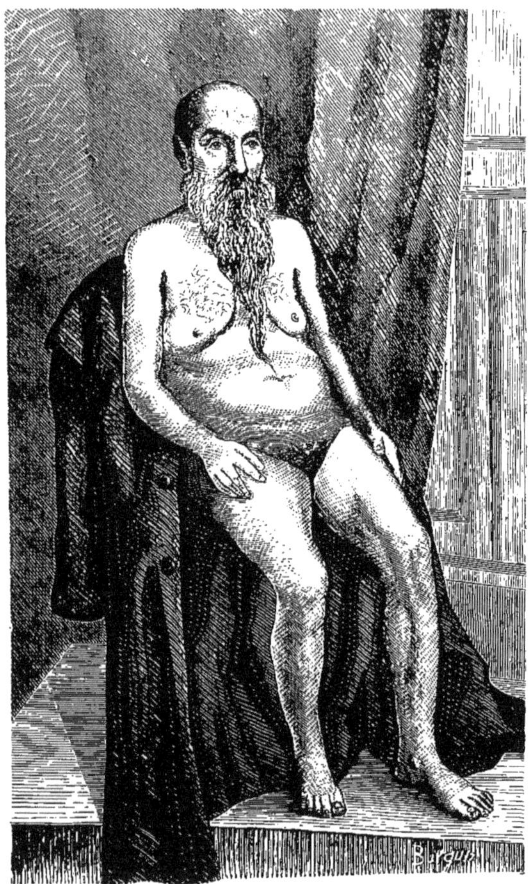

Fig. 51. — Marie-Madeleine Lefort à l'âge de 65 ans. (Dr Wieland.)

sexes. Cela implique chez cet individu la facilité de se féconder lui-même (helminthes) ou de s'accoupler avec son semblable en jouant vis-à-vis de lui le double rôle de mâle et de femelle (sangsues). Mais chez l'homme il ne se produit qu'un hermaphrodisme *anormal*, c'est-à-dire qu'avec l'apparence d'un sexe les hermaphrodites humains présentent quelques-uns des caractères de l'autre.

Comme exemples d'hermaphrodisme apparent, on peut citer les deux enfants dont S. Woods (1) a raconté l'histoire (*fig.* 48, 49) et Marie-Madeleine Lefort dont les portraits et les pièces anatomiques (*fig.* 50, 51, 52, 53) nous ont été communiqués par M. le Dr Wieland (2).

Elle avait 16 ans lors de son examen par Béclard, qui la considéra comme appartenant au sexe féminin (*fig.* 50). Au-dessous d'un clitoris

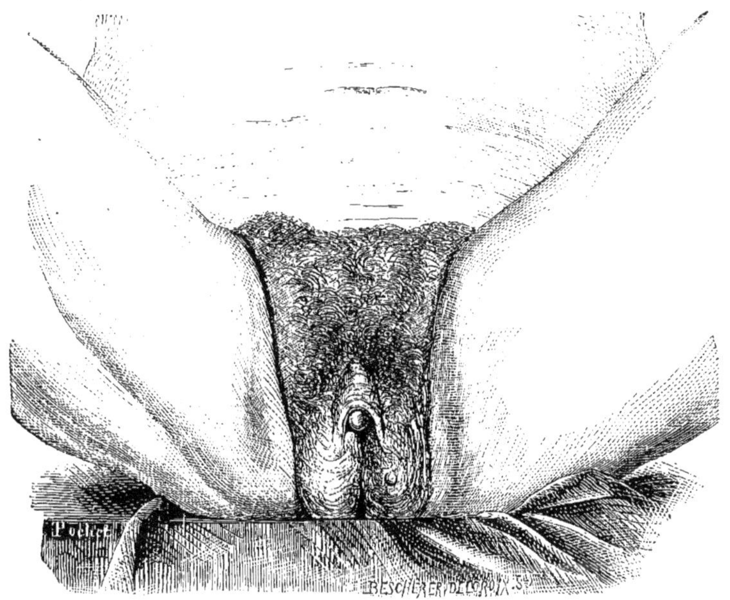

Fig. 52. — Marie-Madeleine Lefort. Aspect extérieur des organes génitaux. (Dr Wieland).

très développé et creusé inférieurement d'un canal uréthral déprimé se trouvait la fente vulvaire (*fig.* 52).

Elle avait vu ses règles apparaître dès l'âge de 8 ans; l'écoulement menstruel se faisait par un orifice situé à la racine du clitoris.

Elle succomba en 1866 à l'Hôtel-Dieu, dans un âge avancé (*fig.* 51). L'autopsie montra que le vagin était remplacé par un étroit conduit de 8 centimètres aboutissant à un utérus bien conformé (*fig.* 53).

Marie-Madeleine Lefort n'avait du sexe masculin que les caractères

(1) Samuel-J. Woods, *History of two cases of hermaphrodism* (*The Dublin Quarterly Journal of medical science*, tome XLVI, p. 52. Dublin, 1868).

(2) Wieland, *in* Fleetwood Churchill, *Traité pratique des maladies des femmes*, 2e édition, Paris, 1874.

secondaires : larynx volumineux, voix forte et timbrée, barbe développée. Son indifférence sexuelle était presque absolue.

De pareils faits trouvent leur explication dans l'histoire du développement des organes génitaux que nous avons exposée plus haut et sur laquelle nous croyons devoir revenir un instant.

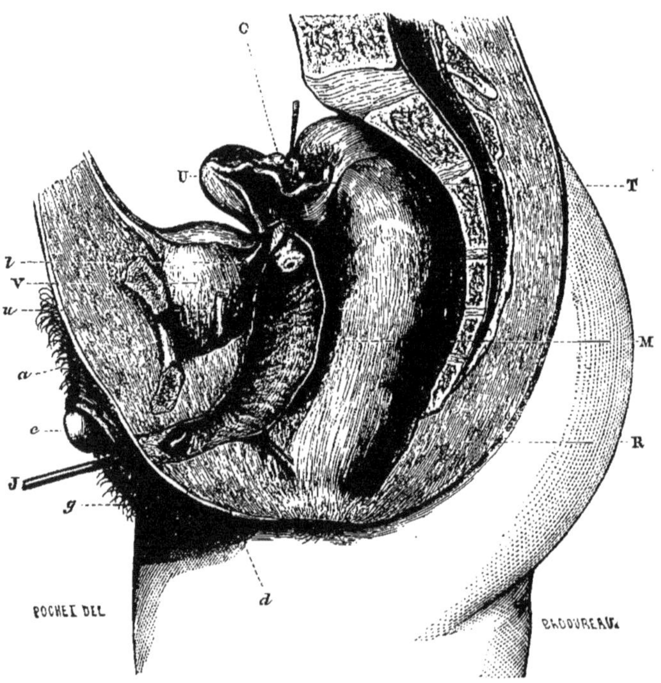

Fig. 53. — Marie-Madeleine Lefort. Coupe du bassin montrant les organes génitaux.

J, sonde passant par l'ouverture principale au-dessous du clitoris; M, vagin ; O, ovaires; T, trompe ; U, utérus ; *l*, ligament rond ; V, vessie ; *u*, uretères ; *d*, orifice de l'urèthre ; R, rectum ; *g*, grandes lèvres. (Dr Wieland.)

Les rudiments des organes génitaux externes et internes sont pairs et symétriquement disposés ; les progrès du développement tendent à les rapprocher en certains points et même à les fusionner sur la ligne médiane. On peut répartir à cet égard les organes génitaux en trois segments, et les diviser en profonds, moyens et externes.

Les organes profonds, c'est-à-dire les ovaires et les testicules dont la descente est tardive, restent doubles et indépendants dans les deux sexes.

Dans la sphère du segment externe, si nous partons du moment où la distinction des sexes est impossible à établir chez l'embryon, nous voyons la fente périnéale antéro-postérieure marquant la duplicité primitive des organes se combler plus ou moins, et les replis qui la limitent se développer et tendre à se rejoindre de manière qu'il se forme selon les sexes des cavités (vulve), des organes creux (urèthre chez l'homme), des poches (dartos) qui chez l'homme sont revêtues d'une enveloppe unique (scrotum) résultant de la fusion sur la ligne médiane de parties qui chez la femme restent doubles et séparées (grandes lèvres). L'adossement des extrémités antérieures des corps caverneux produit le clitoris féminin.

Les organes creux qui constituent le segment moyen restent doubles et indépendants chez l'homme (conduits excréteurs du corps de Wolff transformés en épididymes, canaux déférents et conduits éjaculateurs). le pénis de l'homme doit sa formation à un plus grand développement de ces corps, à leur adhérence au canal de l'urèthre résultant lui-même en ce point de l'accolement des parties qui chez la femme, constituent les petites lèvres.

Chez la femme, au contraire, les conduits des organes de Müller se confondent dans leur portion antérieure, et de leur fusion résultent la matrice et le vagin.

Qu'il survienne dans le cours de la vie embryonnaire une perversion, un arrêt dans le développement sexuel, il se produira des déviations du type normal dont la portée sera plus ou moins grande, selon l'époque de leur production. Mais comme la nature, même dans ses erreurs, obéit à des lois, les modifications du type sexuel qui seront l'effet de ces troubles se trouveront toujours proportionnées dans leur retentissement sur la morphologie de l'appareil génital au nombre des segments atteints, ainsi qu'à la situation et à l'importance de ceux-ci.

C'est à ce titre qu'il faut distinguer les modifications apparentes, les malformations visibles des organes génitaux externes d'avec la conformation vicieuse ou l'absence d'organes internes profonds ou moyens, dont l'examen ne sait pas rendre compte. Les considérations ci-dessus exposées sur la duplicité primitive des organes permettent d'un autre côté de reconnaître dans chaque segment deux portions, l'une droite, l'autre gauche. Les six segments ainsi combinés deux à deux peuvent être chacun isolément ou plusieurs à la fois atteints d'une modification particulière, par arrêt ou excès de développement, et l'on conçoit qu'il se produise des formes variées d'*hermaphrodisme*. Les auteurs distinguent l'hermaphrodisme *masculin*, l'hermaphrodisme *féminin*, dans lesquels il y a prédominance d'un sexe, et l'hermaphrodisme *neutre*, où le mélange des parties de mâles et femelles aboutit à une telle confusion, que la distinction du sexe en devient impossible.

Organes génitaux des monstres doubles pygopages. — Il est intéressant de connaître la conformation des organes génitaux chez les monstres doubles pygopages. On a constaté que toujours ces malheureux êtres accouplés pour la vie d'une manière si gênante étaient du même sexe et presque toujours du sexe féminin.

Telle était Millie-Christine qui se fit voir en 1868 à Paris. Le docteur Bancroft a vu et constaté, un jour où les sœurs Millie et Christine avaient un abcès à l'anus nécessitant l'intervention chirurgicale, la disposition des organes génitaux externes du monstre double. Il n'y avait qu'un anus et il existait une vulve double avec deux hymens séparés par une cloison, comme un vagin double (*fig.* 54). Sur la figure 54 où

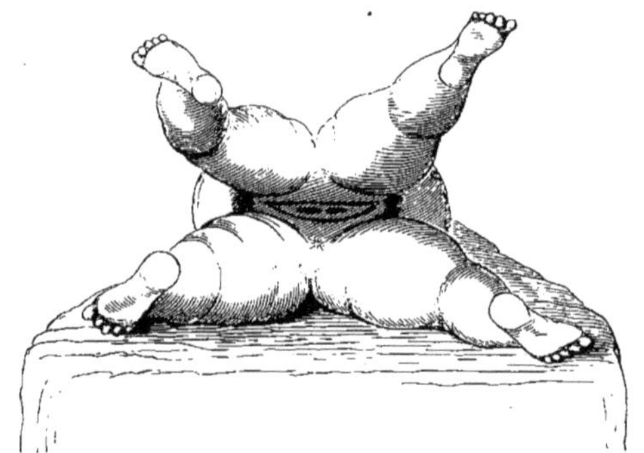

Fig. 54. — Millie-Christine. Vue de l'anus, de la vulve double et du périnée.

la position couchée permet de voir l'anus, la vulve double et le périnée, le dessinateur a représenté la disposition régulièrement anormale des organes génitaux externes des monstres doubles femelles (1).

Il en est de même du monstre humain bifemelle né à Mazères (Ariège) et observé par MM. les docteurs Joly et Peyrat. Ses organes sexuels (*fig.* 55 et 56) se composaient à l'extérieur d'une vulve unique, placée à peu près au milieu de l'axe d'union, c'est-à-dire au centre d'une sorte

(1) Pour plus de détails, voyez Tardieu et Laugier, *Contribution à l'Histoire des monstruosités considérée au point de vue de la médecine légale* (*Ann. d'Hyg. public et de méd. lég.*, 1874, 2e série, tome XLI, p. 340).

de quadrilatère, situé lui-même en dessus des quatre cuisses réunies à leur point d'origine.

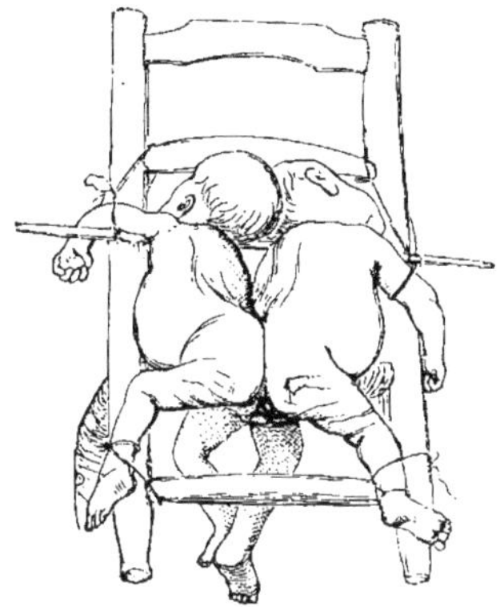

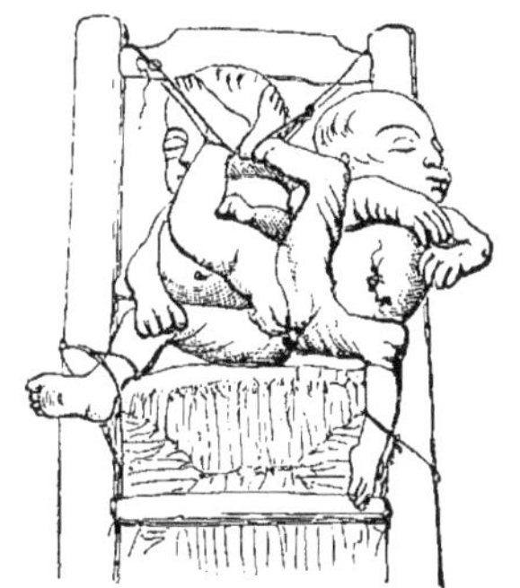

Fig. 55. — Le monstre humain bifemelle de Mazères. — Fig. 56.
Vue de la soudure. Vue des organes sexuels.

Stérilité et impuissance. — Une question importante de l'histoire de la génération est celle de la stérilité et de l'impuissance (1).

Le rôle prépondérant attribué à l'homme dans l'exercice actif des fonctions génératrices rendra compte de la différence qui existe entre ces deux états. La conception suppose le dépôt du liquide fécondant dans les voies génitales de la mère et la rencontre des spermatazoïdes et d'un ovule. Il faut donc, pour que la conception ait lieu, que les organes génitaux de l'individu mâle produisent des spermatozoïdes, et qu'en second lieu, ils soient conformés de manière à les déposer dans les organes génitaux féminins à une profondeur convenable pour faciliter leur pénétration dans la matrice. Il peut donc y avoir impuissance proprement dite par défaut de production ou impuissance par absence, mauvaise conformation ou faiblesse des organes de la copulation (impuissance naturelle, morbide, anaphrodisie).

Du côté de la femme on peut rencontrer quelque défaut de conformation des organes externes (imperforation de la vulve) quelquefois curable, constituant un obstacle mécanique à la copulation. L'intromission du membre viril peut aussi être empêchée par les douleurs qu'elle cause dans le vaginisme (obstacle physiologique).

(1) Voyez Félix Roubaud, *Traité de l'impuissance et de la stérilité chez l'homme et chez la femme, comprenant l'exposition des moyens recommandés pour y remédier*, 3e édition. Paris, 1876.

D'autres fois il existe des obstacles mécaniques ou physiologiques à l'imprégnation, siégeant dans les organes profonds et résultant de malformations ou d'altérations pathologiques. Enfin la véritable stérilité est celle qui relève d'une inaptitude à la germination. Il est clair que, si les ovaires manquent, ou s'ils sont ou deviennent incapables de produire des ovules, la stérilité est inévitable et irrémédiable.

Dans toutes ces formes de la stérilité et de l'impuissance, le lecteur saura faire la part des causes auxquelles nous avons attribué d'autre part la production des différentes variétés d'hermaphrodisme.

L'étude des déviations du type sexuel et celle des altérations congénitales ou acquises des organes de la génération et de leurs aptitudes fonctionnelles présente un haut intérêt non seulement aux yeux des anatomistes, des physiologistes et des médecins, mais encore pour le philosophe et le législateur, qui font souvent de cette catégorie des infirmités humaines le sujet de leurs méditations (1).

Fig. 1. — **Organes génitaux vus de face.**

I. Organes génitaux externes. — 1. Membrane hymen (variété annulaire). — 2. Ouverture de l'hymen. — 3. Grandes lèvres. — 4. Fourchette. — 5. Petites lèvres. — 6. Clitoris. — 7. Ouverture des glandes de Bartholin. — 8. Méat urinaire. — 9. Périnée. — 10. Anus.

II. Vessie. — 1. Urèthre. — 2. Cloison uréthro-vaginale.

Verso. — 1. Uretères. — 2. Paroi antérieure du vagin.

III. Organes génitaux internes. — 1. Corps de l'utérus revêtu de son enveloppe péritonéale. — 2. Col de l'utérus. — 3. Museau de tanche.

IV. 1. Cavité du corps de l'utérus. — 2. Cavité du col. — 3. Paroi postérieure du vagin. — 4. Colonnes du vagin. — 5. Ligaments larges. — 6. Ligament rond. — 7. Ovaires. — 8. Trompe de Fallope. — 9. Pavillon de la trompe.

Fig. 2. — **Coupe médiane antéro-postérieure des organes génito-urinaires.**

A. Pubis. — B. Cinquième vertèbre lombaire. — C. Sacrum. — D. Coccyx.

1. Vessie. — 2. Urèthre. — 3. Méat urinaire. — 4. Cloison vésico-vaginale. — 5. Cloison recto-vaginale. — 6. Grande lèvre gauche. — 7. Petite lèvre gauche. — 8. Clitoris. — 9. Vagin. — 10. Corps de l'utérus. — 11. Cavité du corps de l'utérus. — 12. Col de l'utérus. — 13. Cavité de ce col. — 14. Museau de tanche. — 15. Rectum. — 16 Tunique musculeuse du rectum. — 17. Anus. — 18, 18. Sphincter externe. — 19. Releveur de l'anus. — 20. Cul-de-sac péritonéal antérieur ou pubio-vésical. — 21. Cul-de-sac péritonéal moyen ou vésico-utérin. — 22. Cul-de-sac péritonéal postérieur ou recto-utérin.

(1) Voyez Briand et Chaudé, *Manuel complet de médecine légale*, 10e édition. Paris, 1879, 1 vol. in-8. — Hoffmann, *Nouveaux éléments de médecine légale*, trad. par le Dr Brouardel. Paris, 1879.

FIN

6911-79. — Corbeil, typ. et stér. de Crété.

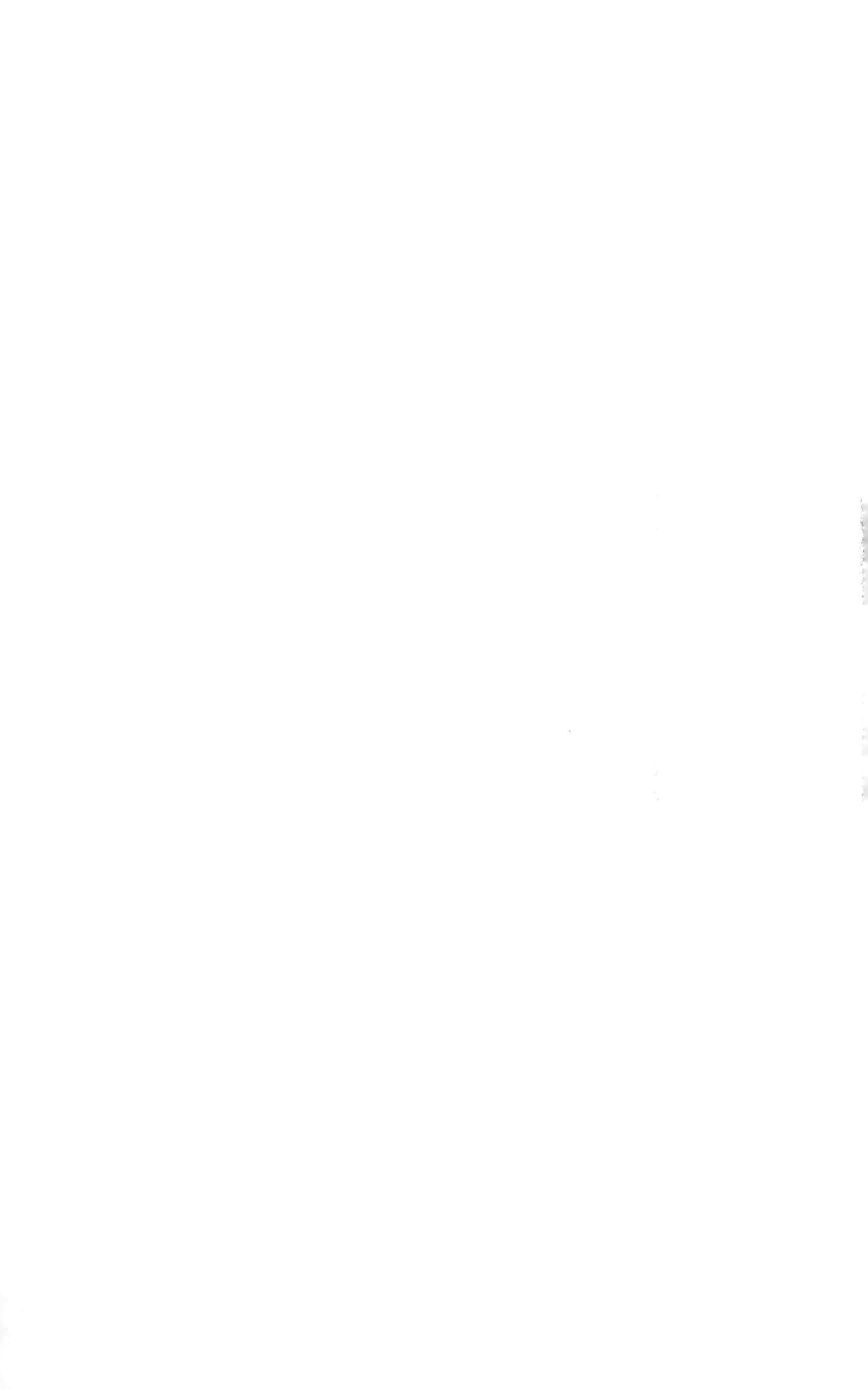

www.ingramcontent.com/pod-product-compliance
Ingram Content Group UK Ltd.
Pitfield, Milton Keynes, MK11 3LW, UK
UKHW021013200726
13857UKWH00004B/1426

9 782012 898240